目不斜视

小儿斜视弱视知多少

主编 赵 晨 吴联群

科学普及出版社

·北 京·

图书在版编目（CIP）数据

目不斜视：小儿斜视弱视知多少 / 赵晨，吴联群主编 . — 北京：科学普及出版社，2024.3

ISBN 978-7-110-10685-3

Ⅰ . ①目… Ⅱ . ①赵… ②吴… Ⅲ . ①小儿疾病—斜视—诊疗 ②小儿疾病—弱视—诊疗 Ⅳ . ① R777.4

中国国家版本馆 CIP 数据核字 (2024) 第 041519 号

策划编辑	王久红　孙　超
责任编辑	王久红
文字编辑	韩　放
装帧设计	佳木水轩
责任印制	李晓霖

出　　版	科学普及出版社
发　　行	中国科学技术出版社有限公司发行部
地　　址	北京市海淀区中关村南大街 16 号
邮　　编	100081
发行电话	010-62173865
传　　真	010-62179148
网　　址	http://www.cspbooks.com.cn

开　　本	889mm×1194mm　1/32
字　　数	78 千字
印　　张	4.25
版　　次	2024 年 3 月第 1 版
印　　次	2024 年 3 月第 1 次印刷
印　　刷	北京盛通印刷股份有限公司
书　　号	ISBN 978-7-110-10685-3/R·922
定　　价	48.00 元

编著者名单

主编　赵　晨　复旦大学附属眼耳鼻喉科医院
　　　吴联群　复旦大学附属眼耳鼻喉科医院

编者　（以姓氏笔画为序）
　　　王　飞　河南省儿童医院郑州儿童医院
　　　王　惠　河南省儿童医院郑州儿童医院
　　　司明宇　徐州市第一人民医院
　　　许丽敏　郑州大学第一附属医院
　　　李志刚　郑州大学第一附属医院
　　　邱晓荣　南京中医药大学附属医院
　　　施立新　南京中医药大学附属医院
　　　楚瑞雪　河南省儿童医院郑州儿童医院

内容提要

　　斜视和弱视严重影响儿童视觉发育和眼健康。然而，许多家长对于斜弱视的医学知识严重匮乏，往往忽视了儿童斜弱视的及时诊治，导致低视力危害伴随孩子一生。儿童斜视和弱视的诊治，很大程度依赖于父母的认知和决策。所以，大力加强斜弱视医学知识的科普，迫在眉睫，并且任重道远。

　　本书共9章，以通俗易懂的语言、丰富多彩的图例，描述了儿童视觉的发育过程和规律，解析了眼球的运动类型、控制眼的肌肉和神经，阐释了斜视和弱视发生的病因、危害、类型及治疗方法，并解答了家长和孩子们对斜视和弱视诊治的疑问。本书旨在为儿童、青少年及家长提供一个了解儿童斜视和弱视的早发现、早诊治的途径，进而提高诊治依从性、配合度并获得最佳治疗效果。

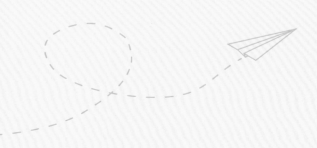

前　言

　　斜视与弱视是儿童和青少年群体的常见眼病，累及人口众多。流行病学调查结果显示，我国学龄前儿童斜视的患病率在2.5%～5.7%。弱视患病率为2%～4%，与斜视相当。所以，斜视与弱视是影响儿童眼健康的头号杀手。

　　斜视是指双眼视轴的不平行。它不仅影响外观，更为重要的是，它会严重破坏双眼视功能，导致一系列心理问题、社交困难、影响学业、就业和择偶等社会活动。弱视是指视觉发育期内由于异常的视觉经验导致的单眼或双眼最佳矫正视力低下。斜视与弱视严重影响儿童视觉发育和眼健康，若得不到及时诊治，这种危害将伴随终生。

　　我国斜视与弱视患者数量庞大。然而，我国斜弱视属于眼科领域相对小众的亚专科，使得斜弱视专业医生和相应的医疗服务严重短缺。作为一名斜弱视领域的医生，在长期的医疗工作中发现广大家长对斜视与弱视的医学知识严重匮乏，往往忽视了儿童斜弱视的及时诊治。对于儿童而言，疾病的诊治很大程度依赖于父母的认知和决策，所以，大力加强斜视与弱视领域医学知识的科普，迫在眉睫，并且任重道远，这也是编写这部科普著作的初衷。

希望通过本书的介绍，提高广大群众对斜视与弱视的认知水平，以利于儿童斜视与弱视的早期发现、早期诊断和早期治疗，进而提高诊治依从性和配合度并获得最佳诊疗效果。这不仅能够为儿童眼健康保驾护航，而且从长远角度来看能够大大减少成人中由弱视造成的低视力和由斜视造成的立体盲的人数比例，从而提高并优化我国人口的眼健康质量。

复旦大学附属眼耳鼻喉科医院　　赵　晨
斜视弱视与小儿眼科

目　录

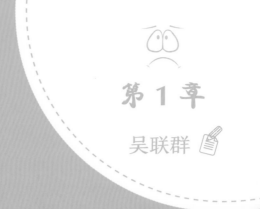

第 1 章

吴联群

儿童视觉的发育

① 新生儿能看得清爸爸妈妈吗

每一个生命，从呱呱落地开始，便开启了对陌生环境的探索和适应。父母把孩子捧在手心里，脸上洋溢着幸福的笑容，那新生儿是否从一出生就能看得清爸爸妈妈？他们能清晰地看到这五彩斑斓的世界吗？其实不然。

新生儿刚出生时的视力并没有完全发育成熟，是非常差的，他们只能看见眼前父母的轮廓，无法看清楚脸部的细节（图1–1）。具体来讲，就如同我们成人只能看到眼前33cm处手指头的意思。

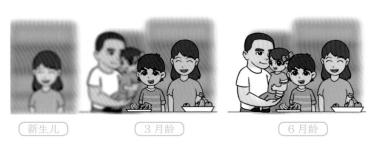

图 1–1　模拟从新生儿到婴儿6月龄的视觉

由于宝宝视力很差，在这个时期，他们的眼睛还不能很好地盯着一个物体，或者跟着一个物体来回转动。宝宝的眼神比较迷离，眼球的位置也非常不稳定。有些宝宝的眼球可以出现轻度向外偏斜的表现，也有很少部分宝宝会出现向内偏斜的情况（详见第4章）。

在出生后的前 3 个月，宝宝的眼球迅速发育，视力也飞速进步，眼睛能够盯着一个物体的时间越来越长，会跟着妈妈的走动转动眼球。此外，当一个物体快速移动靠近眼睛时，宝宝学会了闭眼睛躲避。还有，宝宝更喜欢看鲜艳的颜色，尤其是红色。

到 3 个月大的时候，宝宝的眼睛大概能有 0.1 左右的视力。因此，宝宝在出生后最初 3 个月，视觉发育是最活跃的，也是最易受损害的，这一阶段被称作视觉发育的关键（危险）期。在这个时期，如果存在一些影响视觉发育的情况，都有可能影响孩子的正常视觉发育。如果存在先天性眼部疾病，如先天性白内障，不能得到及时治疗就可能引起视力发育异常甚至致盲，或者存在眼睛被遮挡等情况也可能引起形觉剥夺性弱视。因为这么大的宝宝是不会表达的，所以就需要我们爸爸妈妈有一个比较好的保健意识，在新生儿期就对宝宝开始进行眼部检查，及时发现问题。

3—6 月龄时，宝宝的眼睛能看得越来越远了，6 月龄时大概有 0.2 左右的视力。并且，从这时候起宝宝逐步出现了立体视，也就是说宝宝开始能够判断物体颜色的深浅和距离的远近。随着手眼协调性的发育，宝宝能够抓起眼前的物体。3—4 月龄时，有些宝宝眼睛偏斜的情况就会完全恢复。

假设 3—4 月龄时宝宝眼睛的偏斜还没恢复，那就可能真的存在斜视，需要到斜视专科进行详细的检查和评估。另外，6 月龄的宝宝，眼睛已经能够很好地看着妈妈的面孔，跟着妈妈的身体进行移动。如果这时候还缺乏这些能力，就提示眼部异常可能，需要尽快到眼科进行进一步检查。

在 6 月龄到 2 岁，宝宝的视力越来越好了，他们有很好的中心注视能力和跟随能力，这也就意味着宝宝的视线能够跟随和寻找玩具或物体，知道物体的大小、纹理、形状、运动速度等，他们的立体视觉越来越好，到 2 岁的时候，视力大概有 0.3 左右。

在 3—5 岁，宝宝的视力大概有 0.5 左右，并且双眼之间的视力相差不超过视力表的 2 行；到 5 岁以上，宝宝一般有 0.7 左右的视力，同样地，双眼之间的视力相差不超过视力表的 2 行；宝宝的视力可持续发育到 7—8 岁，最终达到成人水平。

最后跟宝爸宝妈提个醒，孩子视力不是评判视觉发育健康与否的唯一指标，在进行眼保健的过程中，我们一定要定期监测孩子的屈光状态，有条件的话，在出生后最好能进行一次眼底检查，这样才能更全面地去评估孩子的眼部情况，更好守护孩子的视觉健康发育。

❷ 宝宝长大，眼睛也要一起长大

新生儿刚出生的时候，平均身长 50cm 左右，随着生长发育，逐渐长高，变成大姑娘和帅小伙，那么我们的眼球是否也跟着一起长大呢？答案是肯定的，我们的眼球也随着我们的生长发育在逐渐增大（图 1-2）。

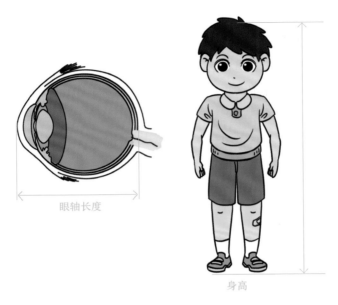

图 1-2　孩子身高增长，眼轴也增长

　　提到眼睛的大小，就要提到一个名词"眼轴"，"眼轴"是指眼球前后径的长度（图 1-2）。新生儿刚出生时的眼轴比较短，16.6～16.8mm，之后眼球逐渐变大，眼轴也随之逐渐变长。眼球长大和视力发育的规律比较接近，也是在出生后早期快，之后变慢。

　　第一阶段：在出生后的 18 个月内，为出生后的快速增长期，眼球长大的速度最快，长大了 4.3mm；第二阶段：2—5岁，婴儿增长期，这时候眼球长大的速度放慢了，眼轴增长了 1.1mm；第三阶段：5—13 岁，少年期，这时候眼球长大的速度进一步减慢，增加 1.3mm，到 23mm 左右（图 1-3）。

　　随着眼球的长大，宝宝眼睛的度数也在悄悄地发生变化。眼睛的度数，学名为屈光度，包括远视、散光和近视。家长们需要了解，一个人的眼睛如果是远视，就不会同时有近视，如果是近视，就不会同时有远视。新生儿的眼睛呈远视状态，为 +2D～+4D，是指远视为 200～400 度，我们称之为生理性远视。不同宝宝之间的度数可能会有差异，有人高有人低，呈正态分布。之后随着眼球的发育，远视呈逐步稳定下降趋势。也就是说，随着眼轴的增长，宝宝眼睛远视的度数会逐渐下降，

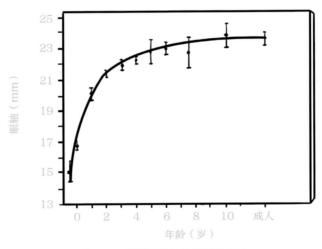

图 1-3　眼轴随着年龄的增长变化

引自 H. Spragu Eusti, M. Edward Guthrie. Postnatal Development [M] // Kenneth W. Wright, Peter H. Spiegel, Pediatric Ophthalmology and Strabismus, Second Edition. New York: Springer Science+Business Media, 2003:40

其最佳状态是发育停止后下降到零度，也叫正视眼，既不远视也不近视。由此可见，宝宝出生后携带的远视度数，是为了后面生长发育的消耗而准备的，又称远视储备。如果眼球增长发育速度较慢，或者出生后的远视度数过高，那么可能最终会出现远视残留，就叫远视眼。但现在，绝大部分孩子面临的问题是眼轴增长过快，远视度数消耗过快，变成近视眼，并且近视度数还会不断加深，因此近视防控是我们国家，乃至全球面临的重要公共卫生问题。

③ 宝宝的视力，该怎么检查

在一所小学里，眼科医生们正在给三年级的小朋友检查视力，小朋友们站在距离 E 字视力表 5 米远的地方，一手拿着一个"小勺子"，遮住右眼，然后用另一只手的手指比划着上下左右，看看自己到底能看到哪一行（图 1-4）。那么家长们就有疑问了，对于一个牙牙学语的宝宝，我们该怎么检查视力呢？其实，我们的眼科医生有很多其他方法和设备可以评估宝宝的视力。

对于 6—12 月龄的婴儿，宝宝已经具备注视一个物体，并且跟随物体移动的能力。医师们可以根据宝宝这种特性，在他（她）面前拿着一个他（她）熟悉的物品或玩具，用另一只手分别遮挡右眼和左眼，观察宝宝没有被遮盖的眼睛能否注视这个物品，并且跟随物品移动（图 1-5）。如果双眼都可以跟随物品移动，那么可以认为宝宝的双眼视力发育正常，并

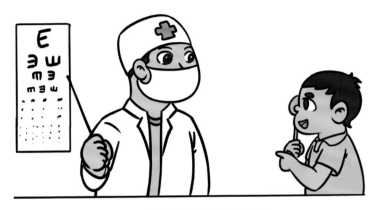

图 1-4 医生在给小朋友检查视力

且对称。如果在遮盖的过程中，发现宝宝总是有一只眼睛不愿意让人遮挡，那么就要怀疑另外一只眼睛有可能视力不好，因为这只眼睛被遮挡之后，另一只不好的眼睛看不到东西，他（她）就会着急烦躁，也就是我们所说的"遮盖厌恶试验"。

国外也采用一种特制的卡片（Teller 视力卡）来评估这个年龄段宝宝的视力，其原理也是类似的。宝宝天性喜欢看花纹，而非空白的背景，这种卡片一端有条纹，另一端是空白的背景，卡片中央有个小孔（图 1-6），条纹的图案可以引发宝宝的头或者眼睛向条纹方向转动，检查医师在卡片背后，通过窥孔观察宝宝是否出现这样的反应，条纹可以在任何一端出现，而且条纹越来越细，直到宝宝看不见它们，此时，宝宝的头和眼球就不再运动了，这样就可以记录宝宝具体的视力（图 1-6）。

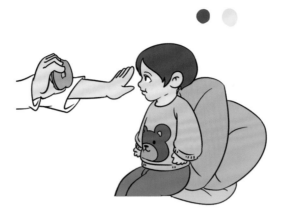

图 1-5　医生在观察宝宝左眼对玩具的注视情况，也叫注视反应试验，以此来评估宝宝的视力情况

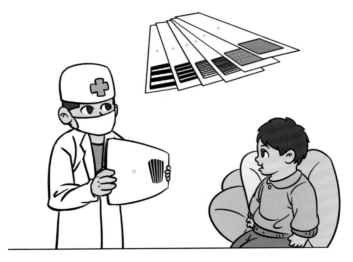

图 1-6　医生手里拿着 Teller 视力卡，检查宝宝对卡片上条纹图形的注视反应，以此来评估宝宝的视力

最后，还有一种比较客观的检查方法，叫视觉诱发电位
（VEP）检查。这需要专门的设备。检查的时候医师给宝宝图
形刺激，通过电极记录来自后脑勺（大脑枕部）的脑电图来评
估宝宝的视神经传导功能和视网膜细胞功能，进而客观地评估
宝宝的视力情况。

2—5 岁会说话但是不识字的儿童，可以采用图形视力表进
行指认。图形视力表的种类很多，包括 HOTV 视力表、Lea 符
号和 Allen 图形表等（图 1–7）。拿 HOTV 视力表做一个例子。
HOTV 视力表是由 H、O、T、V 四个字母组成，检查距离是
10 英尺（约 3 米）。儿童可手持一张由 H、O、T、V 四个字母
的图片，通过与视力表相应字母配对，辨别远处的视力表。该
视力表的优点是字母的图案是水平对称的，这样可以避免儿童
出现左右混淆。

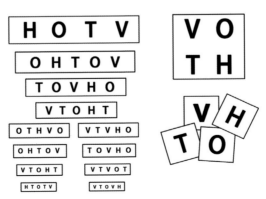

图 1-7　HOTV 视力表、Lea 符号和 Allen 图形表

Lea 符号

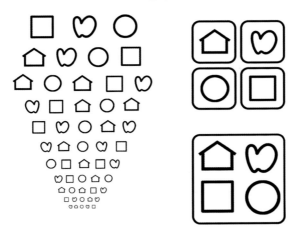

Allen 图形表

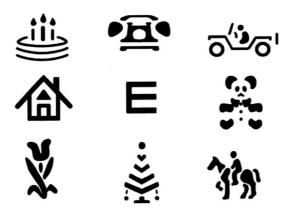

图 1-7（续）　HOTV 视力表、Lea 符号和 Allen 图形表

Allen, Henry F . A new picture series for preschool vision testing [J]. American Journal of Ophthalmology, 1957, 44(1): 38 -41.

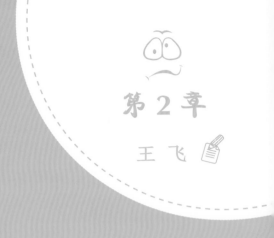

灵活的眼球

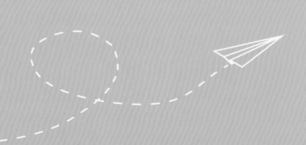

④ 眼球能做哪些运动

我们常说眼睛是心灵的窗户，因为 80% 以上的外界信息是由眼睛的视觉获得的。为了在最大范围内获取信息，我们的眼睛具备朝各个方向运动的能力。此外，我们的眼睛也是表达和传递情绪的窗口，我们常用灵动的眼神来形容一个人聪明伶俐；有些淘气的小朋友会做出"斗鸡眼"来吸引关注；当我们感到不屑或者不满的时候，眼睛会做出"翻白眼"的动作，那么眼睛还能做哪些运动呢？大家知道眼睛是怎么做出这些动作的吗？带着这些问题，让我们来详细解答您的疑惑。

我们每个人都有一双眼睛，每一只眼睛各自都有运动的能力（单眼运动），为了能够同时使用双眼，两眼之间有千丝万缕的联系和规则（运动法则），让它们俩能够相互协调，同步同速地运动（双眼运动）。

• 单眼运动：单眼运动是指一只眼睛运动的能力。我们去找个小伙伴，两个人面对面，一起做个小实验：我们用手捂住小伙伴一只眼睛，露出另一只眼睛，然后让这只眼睛从上到左到下到右，顺时针做 360° 的运动。我们会发现，眼睛能够到达每个方向。如果用术语来表示，单眼运动包括上转、下转、内转、外转，以及内旋和外旋（图 2-1）。

　　✓ 上转：是指眼球向上运动。

　　✓ 下转：是指眼球向下运动。

　　✓ 外转：是指眼球向外眼角方向的水平运动。

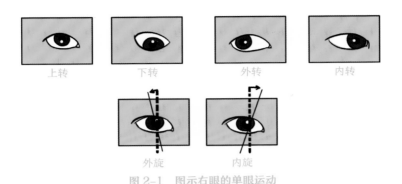

图 2-1　图示右眼的单眼运动

√ 内转：是指眼球向内眼角方向的水平运动。

√ 内旋和外旋：是指眼球围绕前后轴的旋转，以图中右眼为例（图 2-1），从检查者角度看，做顺时针旋转运动为内旋，做逆时针旋转运动为外旋。内旋和外旋，平时我们用肉眼比较难以观察，可以用一些特殊的方法来检测。

● 双眼同向运动：在现实生活中，我们的两只眼睛并不能独自随意运动，它们在大脑及眼球运动中枢的控制下，遵守一定的运动法则，朝同一个方向进行协调一致的双眼联合运动。双眼运动和单眼运动的能力一样：包括双眼右转、双眼左转、双眼上转、双眼下转、双眼右旋、双眼左旋（图 2-2）。

√ 双眼右转：是指双眼同时向右侧一起运动。

√ 双眼左转：是指双眼同时向左侧一起运动。

√ 双眼上转：是指双眼同时向正上方一起运动。

√ 双眼下转：是指双眼同时向正下方一起转动。

√ 双眼右旋：是指两只眼沿着前后轴同时做逆时针（检查

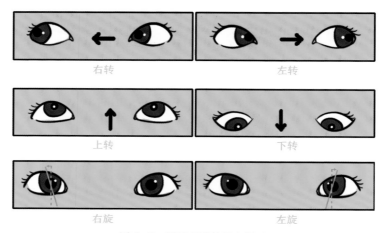

图 2-2　图示双眼的同向运动

者角度看）方向旋转。

　　双眼左旋：是指两只眼沿着前后轴同时做顺时针（检查者角度看）方向旋转。

　　• 双眼异向运动：前面我们提到双眼向同一个方向运动（双眼同向运动），大家比较容易理解。现在我们介绍眼睛的另一种比较奇特的运动能力——双眼异向运动，是指两只眼睛向相反的方向运动。比如我们做"斗鸡眼"的动作，就是双眼异向运动的一种，一眼向左，一眼向右，两眼同时向内，形成"斗鸡眼"。一般来说，和双眼同向运动比较，双眼异向运动的幅度会比较小一些。从专业术语来分类，常见的双眼异向运动包括集合运动和分开运动（图 2-3）。

　　✓ 集合运动：两眼同时向内眼角方向的运动，就是平常说

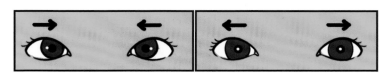

图 2-3　左图示双眼集合运动，右图示双眼分开运动

的做"斗鸡眼"的动作。

　　✓ 分开运动：两眼同时向外眼角方向的运动，使两只眼睛分开，这种运动幅度比较小，我们平常不容易观察到。

⑤　眼球是如何进行运动的

　　动画片上，我们经常会看到某人晕倒了，他（她）的眼珠会 360° 转圈圈，形象地表达了眼睛的灵活和运动范围，那么眼睛是怎么做出这样复杂的动作的呢？其实，我们可以把眼球比喻成一个球体，在球体上面长了六条肌肉，他们像弹力绳索一样，提着眼球，并且带动眼球的运动；再者，我们也可以想象一下"提线木偶"或"皮影戏"，通过表演者拉动绳索来控制人偶手脚的运动。这些控制眼球运动的肌肉，我们称作眼外肌，眼外肌又由大脑发出的神经来控制。下面我们来深度了解一下看似简单、实则复杂的眼外肌是如何让眼球进行运动的。

　　• 眼外肌：我们的眼球可以灵活地转动，在于六条眼外肌，它们都有一头连着眼球。六条眼外肌包括四条直肌和两条斜肌（图 2-4）。

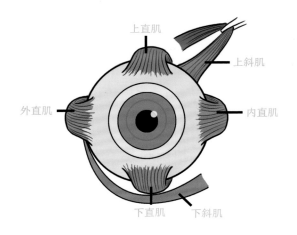

图 2-4　右眼的六条眼外肌

　　✓ 内直肌：位于眼球的内侧，它的作用比较单一，主要是让眼球水平向内转动。

　　✓ 外直肌：位于眼球的外侧，它的作用也比较单一，主要作用是让眼球水平向外转动。

　　✓ 上直肌：位于眼球上方，最为主要的作用是让眼球朝上转动。

　　✓ 下直肌：位于眼球下方，最为主要的作用是让眼球朝下转动。

　　✓ 上斜肌：上斜肌在眼球的上方，走形比较复杂，它的功能也同样复杂，最主要的作用是让眼球内旋。

　　✓ 下斜肌：下斜肌在眼球的下方，它的功能多样，最主要的是让眼球外旋。

- 眼外肌之间的相互关系：我们的六条眼外肌，就像一个团队一样，每个成员都有自己的本领，在完成一项任务的时候，一般以其中一位成员为核心，另外一位成员为辅助，同心协力，共同发挥作用。

✓ 协同肌：是指当一条眼外肌发挥作用的时候，另外一条眼外肌起辅助帮忙的作用，共同完成眼球朝某个方向的运动，这条起辅助作用的肌肉就称为协同肌。就像一位老爷爷拉车上坡，后面有位小朋友在帮忙推车，老爷爷发挥主动作用，小朋友在后面推车帮助就是起协同作用。

✓ 拮抗肌：是指两条作用力方向相反的眼外肌。在这种情况下，当一条眼外肌发挥作用的时候，它的拮抗肌就必须放松，否则两条眼外肌就像拔河一样，大家都铆足了劲，互不相让，僵持不动，那么眼球也就动不了了。

✓ 配偶肌：两眼球好比夫妻，当两只眼朝某个方向做同向运动的时候，两块肌肉劲儿往一处使，才能让两个眼球运动方向一致，那么两眼球上负责运动的这一对眼外肌称为配偶肌。

- 支配眼外肌的神经：前面提到我们眼球的运动要靠眼外肌来带动，那么眼外肌的动力来自哪里呢？答案是来自神经。负责眼球运动的神经来自大脑，共有三对，分别叫动眼神经、展神经和滑车神经。

✓ 动眼神经：顾名思义，动眼神经是指负责眼球运动的神经，从它的命名就知道它在眼球运动中的重要性。动眼神经掌管了六条眼外肌中的四条肌肉和抬起眼皮的肌肉，一旦动眼神经出现问题，就可能会出现眼皮下垂和严重的眼球运动问题。

✓ 展神经：展神经掌管外直肌，负责眼球向外眼角的外展转动，同样地，从名字也有所提示。展神经一旦出了问题，眼睛就不能外转，就会出现"斗鸡眼"（内斜视）的表现。

✓ 滑车神经：滑车神经的名字比较拗口，它掌管上斜肌，它是很多宝宝先天性歪头的病因所在，在后面的章节（第4章）我们会介绍。

综合上述，眼球在脑神经的支配下，通过六条眼外肌的收缩和放松及搭配组合，从而产生各种眼球运动。

斜视知多少

⑥ 什么是斜视

很多家长发现孩子看电视的时候喜欢歪着头，或者侧着脸，认为孩子存在"斜视"来就诊。眼科医生仔细检查过孩子后，可能会告诉家长"孩子的眼睛不斜"。那到底什么才是斜视呢？

正常情况下，我们的双眼在大脑高级中枢和效应器（眼外肌）的控制下可以完成协调运动，同时注视一个目标，这样大脑才会感知到一个完整的立体的物像。如果在一些病理情况下，由于大脑高级中枢功能失调或控制眼球转动的外周神经和眼球表面的眼外肌出现了异常，那么双眼的运动力量失去平衡，双眼视轴呈分离状态，导致一只眼注视目标而另一眼偏离目标。这种双眼不能同时注视一个目标的现象，我们叫作斜视。斜视是眼科常见疾病，患病率高达 3%。

带孩子看过斜视门诊的家长可能听到过五花八门的斜视诊断，外隐斜、间歇性外斜视、共同性内斜视、先天性内斜视、部分调节性内斜视或者左眼上斜视，先天性上斜肌麻痹等词语，这么多眼花缭乱的斜视名称，他们之间又有何区别呢？这就涉及斜视的分类。斜视的分类比较复杂，根据不同因素分类，名目繁多。这里我们简单介绍一下常用的分类方法，消除斜视患者或家长的疑惑。

根据融合状态可以分为隐斜和显斜，通俗地讲，隐斜就是可以靠大脑高级中枢控制的斜视，平时显现不出来。绝对正位是一种理想的眼位状态，大多数人都有小度数的隐斜，没有临床症状是不需要处理的，少数人由于隐斜度数大，会产生一定的视疲劳。显斜就是不能被融合机制所控制的眼位偏斜，而间歇性斜视是介于显斜和隐斜之间的状态，临床表现是眼位有时斜有时不斜，最常见的就是间歇性外斜视。斜视的类型可以随着融合状态的变化而动态演变。

根据眼位偏斜的方向分为：①内斜视：眼球向内偏移；②外斜视：眼球向外偏移；③上斜视：眼球向上偏移；④下斜视：眼球向下偏移；⑤旋转斜视：内旋斜视和外旋斜视，是眼球围绕前后轴发生了不协调的旋转（图 3-1）。其中，内斜视根据与屈光调节的关系又分为调节性内斜视、部分调节性内斜视和非调节性内斜视（指与屈光调节没有关系），这些在后面内斜视章节会进一步阐述。而负责眼球垂直方向转动的肌肉出现了问题则会引起垂直方向的斜视即上下斜视。为了维持双眼单视功能，一些斜视患者常伴面转和歪头，即代偿头位。

根据双眼眼球运动是否协调分为共同性斜视和非共同性斜视，后者包括麻痹性斜视和限制性斜视两类。麻痹性斜视是由于支配眼外肌的神经或眼外肌麻痹引起的斜视；限制性斜视由于眼外肌或其周围软组织的机械性限制引起眼球运动障碍所致。

孩子是否存在斜视，家长在家里如何进行简单判断呢？在此，传授大家一个家庭简单自测的方法。具体方法如下：家长和孩子面对面，在 33cm 左右的距离，手持一个手电筒水

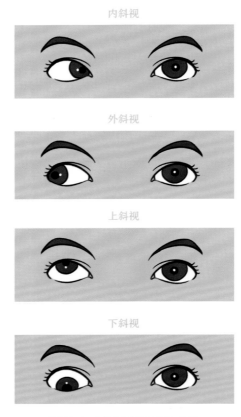

图 3-1　图示各种类型的斜视

平照在孩子两眼正中央的鼻梁处，让孩子盯着手电筒看（图 3-2）。这时，手电筒在孩子的两只眼睛上各自出现一个反光点。怎么判断有无斜视呢？看反光点是否在两只黑眼珠的正中间。如果在正中间，那么可以大致判断孩子的眼睛没有明显斜视；如果有任何一个反光点是在黑眼珠内侧、外侧或者偏上偏下（总之没有在正中间），注意了，孩子可能存在斜视（图 3-2）。有一些特殊的斜视类型，有时候也可能会出现双眼反光点在中间的情况，比如调节性内斜视、微小斜视、间歇性斜视或旋转性斜视等，这就需要专业的医生来检查才能确诊了。

❼ 孩子容易得斜视吗

　　斜视门诊的成人斜视患者经常有一种错觉——"我是不是挂错号了？怎么都是小朋友？"的确，斜视主要发生于儿童时期，而成人斜视则主要来源于儿童时期未治疗的斜视，或者继发于一些全身疾病和外伤等。据调查统计，斜视在儿童的发病率为 2%～7%[1-3]，中国目前有上百万名斜视儿童。那么，为什么儿童时期易发生斜视呢？主要原因有以下几点。

　　• 视功能发育不完善：儿童尤其是婴幼儿双眼单视功能发育不完善，不能很好地协调眼外肌，任何不稳定的因素都能促使斜视的发生。人的双眼单视功能是后天逐渐发育的，这种功能建立与视觉功能一样是反复接受外界清晰物像的刺激，逐渐地发育和成熟起来的。人类的双眼视觉的发育开始于出生后 4 个月，高峰在 13 岁之前，3—4 岁立体视接近成人水平，通过反复的视觉锻炼直到 5—6 岁双眼视觉才逐渐发育成熟和完善。所以说双眼单视功能未完善期间，是儿童斜视的高发期。

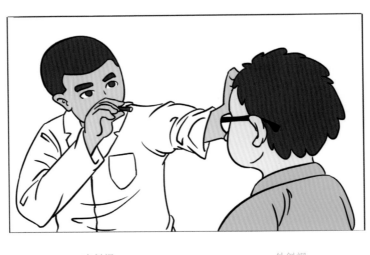

内斜视　　　　　　　　　　　　　外斜视

上斜视　　　　　　　　　　　　　下斜视

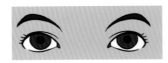

正常眼位

图 3-2　上图，用手电筒检查有无斜视；下图，表示不同的角膜映光点位置

• 先天发育异常：这种斜视多由于先天的眼外肌位置、眼外肌本身或眼外肌周围组织发育异常等解剖上的缺陷或支配肌肉的神经麻痹所致。此外，也有遗传因素，斜视的遗传规律较为复杂，在家族中并不会遗传给所有子女，也不会 100% 遗传给下一代。一般出生 6 个月内发生的斜视称先天性斜视，它不具备建立双眼视物的基本条件，对视功能的发育危害最大，容易形成弱视和立体盲。

• 屈光状态、调节因素的异常：儿童眼球小，眼轴短，多为远视眼；此外，儿童角膜及晶状体屈光力强，睫状肌收缩力强，即调节力强。因此，这样的儿童想看清物体就需要更多的调节力，在动用调节力的过程中眼球会同时出现内转，如果内转过度，就会出现"斗鸡眼"，也就是我们说的内斜视，这种内斜视称为屈光性调节性内斜，往往需要戴镜治疗，戴镜后如果斜视完全好转就不需要手术；对于戴镜后内斜视部分好转，但没有完全治愈的孩子，有可能还需要手术治疗。

• 眼球运动中枢控制能力不足：如果集合过强或外展不足或两者同时存在就容易形成内斜；相反外展过强或集合不足或两者同时存在，就容易形成外斜。

• 产伤：婴幼儿生产过程异常，如难产、宫内窒息、产钳助产或剖腹产等因素，他们可对眼部产生损害，使得支配眼球的神经、肌肉发生异常。生产过程中使用产钳可能造成婴儿头面部损伤或母亲生产时用力过度致胎儿颅内压升高产生大脑点状出血，而出血部位刚好在支配眼球运动的神经核处，就可能引起眼外肌麻痹，继而产生斜视。

作为家长，怎么预防或早期发现孩子的斜视呢？首先，要增强眼健康意识，监督儿童养成良好的用眼习惯，其次，要及时到专科门诊为儿童建立眼健康档案，定期进行眼前段及眼底检查，屈光、眼位及双眼视功能检查，监测儿童眼睛发育状况，及时发现眼部问题，并进行科学干预。

8 **斜视会遗传吗**

自身存在斜视的家长会有这样的疑问："我有一只眼睛斜视，会不会遗传给我的孩子？遗传概率有多大（图3-3）？"也有一部分斜视患者很不解："我的父母都不斜视，为什么我

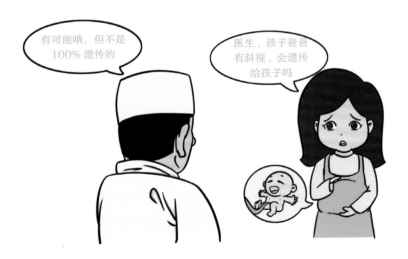

图3-3　怀孕的妈妈和医生咨询斜视是否会遗传

会出现斜视？"这就涉及斜视的遗传性。那斜视的遗传有没有什么规律？是不是会 100% 遗传给后代？

　　根据双眼眼球运动是否协调，将斜视分为共同性斜视和非共同性斜视。共同性斜视是最常见的儿童眼病之一，临床表现为眼位偏斜不能被融合机制所控制，没有明显的眼球运动障碍，向各个注视方向斜视度相等，包括常见的斜视类型，如内斜视、外斜视等。欧美人的内斜视较外斜视更为常见，而亚洲、非洲等地区则外斜视更常见。

　　共同性斜视的病因多样且发病机制尚不明确，危险因素包括家族史、远视、种族、低出生体重，以及围产期异常。共同性斜视一般不存在明显的眼部或大脑结构异常，遗传因素和环境因素对疾病的发生起共同作用。

　　早在古希腊时代人们就认识到斜视的发病具有遗传倾向。学者们通过对斜视家族的大量研究发现，内斜视或外斜视可能是隐性遗传，每 4 人中就有一个是斜视致病基因的携带者 [4]。一项大规模斜视家系研究发现：遗传因素在共同性斜视的发病中具有很重要的作用，大约 1/3 斜视先证者的家族中有斜视患者 [5]。一项双胞胎斜视相关研究发现，共同性内斜视在同卵双胞胎中的发病一致率为 73%～82%，在异卵双胞胎中的发病一致率为 35%～47% [6]（图 3-4）。家系中通常具有一致的斜视表现类型，但也有的家庭中内斜视和外斜视同时都存在，原因可能是存在两个易感基因或一个基因有不同的表现度。

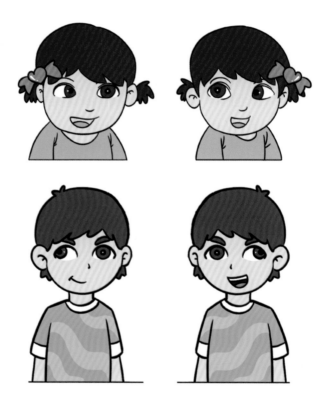

图 3-4 上图显示双胞胎内斜视，下图显示双胞胎外斜视

一些非共同性斜视具有很强的家族性，有常染色体显性和常染色体隐性之分。疾病的发生可能源于基因突变，引起眼睛的运动神经元和轴突的连接发生异常，因此这一大类疾病也被命名为先天性颅神经发育异常综合征（CCDD）。例如，目前认为眼球后退综合征是由于眼外肌的异常神经分布导致。另一

种非共同性斜视 Moebius 综合征，其临床表现为双眼面神经麻痹，同时伴随由展神经麻痹引起的双眼不能向外转动。尽管大多数 Moebius 综合征病例是散发的，但也可能是家族性的，可以是常染色体显性遗传、常染色体隐性遗传或 X 连锁遗传。先天性眼外肌纤维化（CFEOM）是一种罕见的遗传性疾病，临床表现有上睑下垂、斜视，严重的眼球运动受限，高度屈光不正，弱视，没有双眼单视。大多数先天性眼外肌纤维化家系中表现出常染色体显性遗传，也有部分表现为隐性遗传。还有一些很少见的眼肌病，如慢性进行性眼外肌麻痹（CPEO），可能与线粒体 DNA 突变有关。

可见，斜视的遗传机制十分复杂，共同性斜视和非共同性斜视的发病均具有遗传因素的参与，外斜视与内斜视具有不同的遗传特点。如果怀疑宝宝有斜视问题，一定要尽快就医，必要时进行斜视致病基因鉴定，因为越早发现宝宝斜视并进行干预，斜视对宝宝视力带来的影响就越少，避免丧失黄金治疗时间。同时，致病基因的明确，也为后代的优生优育提供了遗传咨询依据。

⑨ 为什么我看不了 3D 电影

当你享受 3D 大片视觉冲击的时候，你能想象到还有一个看不到立体效果的特殊群体吗？缺乏立体视觉或立体视觉不完善，就是所谓的"立体盲"。

那么，什么是"立体视觉"呢？

　　人的两眼分开在鼻根两边，导致两眼扫描的角度不同，景物在两眼视网膜上成像会有偏差，即"视差"。正常情况下，来自两眼有视差的信息，经过大脑融合分析后，便使人有了对三维（上下、左右、前后）空间各种景物远近、高低、深浅和凹凸的感知，也称为人的"立体视觉"（图 3–5）。

　　举个例子，左右两只眼睛从左右两侧不同角度注视同一排保龄球，两只眼睛看到的图像其实是有细微差别的，因为角度差异，会分别侧向某一面，两只眼睛把看到的信息同时传输到大脑，经过整合就会在脑中形成一个立体的"一排保龄球"的影像（图 3–6 上图）。

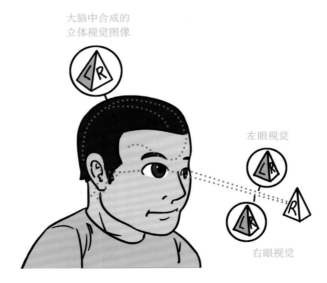

图 3–5　双眼立体视觉的形成

　　再比如，两只眼睛注视一个立方体，其每个面都是正方形，但是从左右眼不同角度看过去，可能是两个偏向不同方向的菱形，每个面都经过大脑的整合之后就会还原出一个"立方体"的影像（图 3-6 下图）。

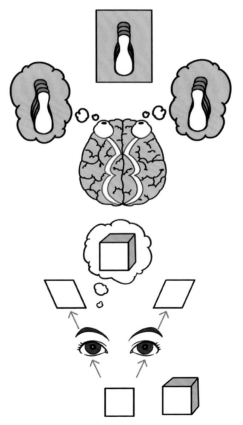

图 3-6　上图和下图均为双眼立体视觉形成的例子

人的立体视觉从 3 岁左右开始发育，随着年龄的增长逐渐完善，在学龄前基本发育完善。而这个过程中立体视觉不发育或者发育不成熟，导致看不到立体效果，就被称为"立体视觉欠缺"，也称"立体盲"。

我们用一只眼睛看东西，看到的是一个平面图像，只有用两只眼睛注视景物时，才能产生立体感。如果两眼视力相差甚远，或两眼不能同视（即一眼注视时，令一眼处于休息状态），或独眼，就不能将两眼获得的视觉信息同时供大脑视觉中枢加工处理，这样就会缺乏有三维空间距离、深度和立体的视觉。这是一种双眼视觉障碍，它常伴有弱视、斜视、屈光参差和单眼低视力等眼病。

据报道立体盲的发病率为 2%～3%，立体视觉异常则高达 30%，我国估计至少有 2000 万名立体盲患者 [7]。一般立体盲现象可能出现在以下人群中：斜视患者、弱视患者、眼外伤患者、成人视功能障碍者、白内障患者。

立体盲对人有哪些影响呢？首先，立体盲患者看 3D 电影会受到很大影响，两只眼睛看到的影像不一样，且左眼、右眼看到的影像在视网膜上叠不到一块，也就感受不到 3D 效果，甚至会出现看不清的状况。除了看 3D 电影，立体盲还会影响职业选择。立体盲患者许多工作都不能胜任，因为这直接关系到工作效率及质量，人身安全和部队的战斗力。例如飞行员、各种机动车（船）驾驶员、运动员，各种精密机械的操作和精密仪器、仪表的制造，显微外科手术、遥感、遥测等专业人员都需要优良的立体视觉功能。

那么，立体视觉可以后天获取吗？传统观点认为，先天性斜视患者无论接受斜视手术的年龄大小，均不能获得正常立体视觉[8]。然而，临床结果显示 2 岁以内的孩子如果斜视矫正效果理想，有可能获得一定程度的双眼视觉和立体视觉[9]。术前双眼视力正常但没有立体视觉的成年恒定性斜视患者仍然受益于斜视矫正术，术后立体视觉得到了改善且近立体视觉较远立体视觉更容易获得[10]。

⑩　为什么会出现重影

【案例一】

在一个充满阳光的清晨里，斜视病房如往常般展开了忙碌而有序的工作，护士将术后病人的眼包逐一打开，4 岁的小鑫因内斜视（俗称"斗鸡眼"）前一天进行手术，拆开眼包后惊奇而又兴奋地对着她的妈妈说："咦？我看到了两个妈妈，两个妈妈耶（图 3-7）！"

小鑫的妈妈转而紧张地问"护士，小孩怎么会看到两个妈妈呢？这是不是有什么问题？正常吗？"

为什么看到两个妈妈？真的是两个妈妈吗？原来，小鑫在斜视手术后出现了复视的现象！

那什么是复视？斜视术后为什么会发生复视？

通俗地说，复视就是看东西有重影。复视分为单眼复视和双眼复视，单眼复视相对少见，双眼复视通常和斜视有关。双眼复

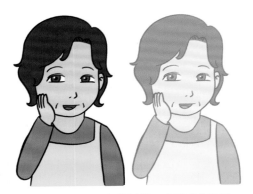

图 3-7 模拟复视的视觉，看到两个妈妈

视就是双眼一起看时，会把一个东西看成两个。严重的，两个东西明显分开；轻者可能只是觉得看东西模糊。自己如何初步判断呢？遮住任何一眼复视消失了，基本可以明确是双眼复视了。

斜视术后一部分病人会出现复视，小鑫的复视就属于这一类。常见原因如下。

● 控制过强：多见于控制较强的间歇性外斜视患者，患者的大脑还没有适应新的眼位状态，仍然下意识地试图控制眼位，就会出现斜视和复视。一旦患者适应了这种状态，斜视和复视就会消失，时间长短因人而异。

● 肌肉充血水肿：随着组织自身的恢复和术后抗炎药物的使用，充血水肿逐渐消退，斜视和复视会逐渐好转。

● 异常视网膜对应：手术矫正眼位的早期，虽然眼位正位了，但视网膜对应关系仍未恢复。这种情况大多数可以在术后一段时间内逐步改善，或者进行辅助视觉训练，恢复正常视网膜对应。

- 融合功能不足：双眼融合范围小，虽然手术矫正了眼位，但大脑仍然无法融合双眼物像，导致复视。这种情况可以通过视功能训练来帮助融合，复视大多数可以消除。

- 过矫：由于肌肉力量或神经方面的个体差异，即使同样的手术矫正量用于同样的斜视度，个别患者也会出现过矫。一般先考虑配戴三棱镜，对不能接受三棱镜、三棱镜矫正无效和（或）术后半年斜视度仍较大的患者可以考虑二次手术。

斜视矫正术后发生的复视绝大多数是暂时现象，一般在几天至几周内会消失；两个物像一个清晰一个模糊，对日常生活影响较小。患者不必紧张、惊慌或恐惧，不必过度关注，精神越紧张，越刻意寻找复像，复像就越难消失。如果术后 6～8 周复视仍未消失，可通过训练或戴三棱镜来消除，具体方案应由专业医生检查后决定。

无斜视手术史的、突发的斜视和复视主要见于外伤、颅脑占位性病变和血管性病变，需要根据情况进行头颅影像学检查、眼眶影像学检查和（或）鼻咽部影像学检查，以排除占位性病变和血管性病变等，另外需要双眼视相关检查以明确复视的性质和程度。如原发病治愈或稳定后仍存在斜视和复视，可以通过配戴三棱镜或手术来改善和消除复视。

【案例二】

小明是一名高二学生，课业繁重。每天上网课长达 10h。

近段时间，他发现自己看东西出现重影，一开始时有时无，休息好的时候没有重影，网课上的时间长就会出现，后来变得越来越重，休息之后还是不能缓解，于是他来到医院，检查后被诊断为"急性共同性内斜视"（图3-8）。

近几年，"急性共同性内斜视"患者数量明显增加，多数急性起病，好发于大龄儿童及成人。一般都有长时间近距离用眼的情况，包括长时间在电脑屏幕前工作、玩游戏、使用手机等。目前推测，过量近距离用眼会导致调节痉挛，促使发生集合痉挛，导致内直肌的张力增加；当分开融合功能不足或外直肌力量减弱，不能克服内直肌增强的张力，无法维持眼球集合、分开平衡时，就会引起急性发生的内斜视。这种斜视患者没有眼球运动的问题，但是在诊断之前，同样要行影像学检查以排除颅脑病变的可能病因。

"急性共同性内斜视"往往在早期出现看远内斜视、重影，

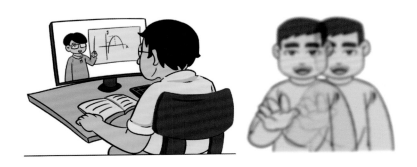

图3-8 小明最近每天在家上网课，出现了看东西重影的现象

比如在开车的时候出现重影，但是看近处没有重影，重影可以时有时无，比较轻。随着时间推移，重影的症状越来越明显，看远看近都出现重影，并且外观上可以看到一只眼球的内斜视，对患者的生活造成很大困扰，不仅影响学习工作，而且骑车、开车都有危险性。

由于急性共同性内斜视一般发生在大龄儿童及成人，他们在发病之前有正常的双眼视功能基础，所以在发病初期及时就诊、及时干预有助于恢复双眼视功能。治疗主要包括配戴三棱镜和手术矫正，可以根据斜视角度，以及患者意愿进行选择。

这种斜视该怎么预防呢？日常生活中，最为重要的还是要控制近距离用眼的时间，多进行远眺放松眼睛，在有些情况下可以辅助科学的视功能训练，增加眼睛的调节储备，增强眼睛"抵抗力"，让眼睛看得清晰、舒适、持久。

⑪ 斜视有什么危害

眼睛是心灵的窗户，是与外界沟通不可或缺的重要桥梁，而对于斜视患儿来说，他们与这个世界交流的道路却有些曲折。我们都知道，斜视是一种严重影响美观的疾病。有的患儿家长会说，"斜视只是外观不好看，也不影响看东西，我们等孩子再大点能局麻了再手术。"这种观点可取吗？斜视仅仅影响美观吗？

事实并不是这样，斜视不仅仅是外观上的缺陷，还有其他更多深层次严重的影响。

● 影响斜视患者的外观和心理健康：眼睛作为五官之首，不但是容貌的重要组成部分，还能折射出各种心理活动，传递复杂的感情。由于斜视影响美观，斜视儿童常被旁人起绰号，给儿童心理蒙上阴影易造成其孤僻及反常心理。在成长过程中无法与人做到正常、健康的交流。孤僻、自卑等就成了斜视患者普遍的心理状态（图3-9）。

● 斜视影响双眼视功能：眼睛的主要功能是看东西，而人类之所以拥有两只眼睛，且两只眼睛在同一平面上，是为了可以同时注视一个物体，通过大脑产生融像，更精准地对物体进行定位，配合手眼协调运动。斜视患者如果长时间不进行矫正，斜视眼的物像就会被大脑中枢抑制，大脑只能接收到来自一只眼睛的物像，双眼视功能就会受到损伤，没有立体感。就像前文提到的立体盲患者，看不了3D电影，体验不了

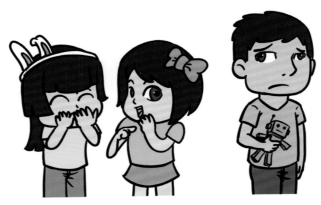

图3-9 斜视的儿童被同伴议论，不敢与他人交流

三维立体的世界；不能胜任精细工作，开车不能精准判断距离和深度，进行精细显微镜操作时没有距离感。这势必影响到未来的生活和职业选择，很多工作都会把斜视患者拒之门外，比如飞行员、外科医生、精密仪器操作者等（图 3–10）。大龄儿童和成人由于已经有了发育完善的双眼视功能，所以后天突发的斜视最主要的症状为重影即复视，患者会出现眩晕恶心、走路不稳、无法开车，严重影响生活，这类斜视主要包括急性共同性内斜视或各种原因引起的麻痹性斜视或限制性斜视。

● 影响视力发育：我们知道，婴儿不是一出生视力就达到

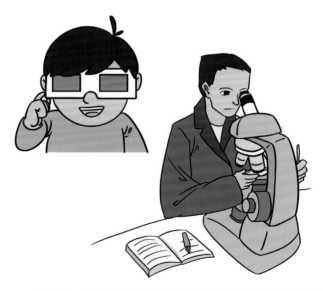

图 3–10　观看 3D 电影等立体影像和精密仪器操作都需要良好的立体视

成人水平的，而是有个发育过程，要通过不断接受外界清晰物像的反复刺激，才能促进视力发育，直到 7 岁左右达到成人水平。如果在此期间发生了斜视，斜视的眼睛黄斑中心凹长期得不到清晰的视觉刺激，会影响其视功能的发育，日后即使戴上合适的眼镜，视力也不能达到正常水平，形成斜视性弱视（图 3-11）。先天性斜视尤其是先天性内斜视患者很容易形成弱视，这种斜视及弱视如果在幼年就发现并及时治疗是可能治愈的；如果到成年后才治疗，斜视可以通过手术矫正，但视力将终生无法矫正。交替性斜视患者双眼视力可能均正常，但是却仅能用一眼注视，不如正常人视野开阔。

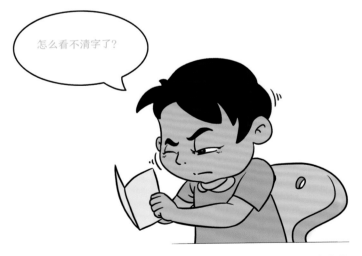

图 3-11　由于在视觉发育过程中出现斜视，导致斜视眼的视力变差（弱视）

• 造成歪头，影响骨骼发育导致畸形：前文里讲过的一些麻痹性斜视的患者，由于眼肌麻痹，视物成双，为克服复视，采用偏头、侧脸、抬颏等特殊的头位来补偿，医学上称"代偿头位"。歪头时间久了，面部会发育不对称，颈椎会出现侧弯，即使后期经过手术治疗眼位恢复正位，也很难使头位恢复正常，因此，有这一类斜视的患儿应尽早治疗，以防影响骨骼发育（图 3-12）。

　　由上述可见，斜视不仅影响外观，而且对患儿心理健康、视功能、视觉发育甚至骨骼发育各方面都有严重的影响。斜视一般多发于儿童，学龄前儿童斜视的发病率高达 3% 左右，家长发现孩子斜视之后，一定要到医院进行系统检查，做到早发现、早治疗。如果不及早治疗，很容易引发弱视和立体盲，从而影响孩子今后的生活和择业。

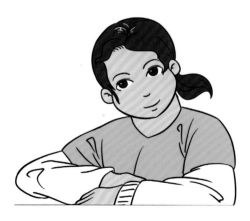

图 3-12　有的患儿为了维持双眼视出现歪头的姿势，也叫代偿头位

参考文献

[1] Stidwill D. Epidemiology of strabismus [J]. Ophthalmic & Physiological Optics. 2010, 17(6):536-539.

[2] 江明石，周永军，李卓颖，等．黑龙江省 2 市 8 县 10551 名 3—7 周岁儿童斜视弱视发病率调查 [J]. 黑龙江医学 , 2002, 26(7):553.

[3] Graham, AP. Epidemiology of strabismus [J]. British Journal of Ophthalmology, 1974, 58: 224-231.

[4] Schlossman A, Priestley BS. Role of heredity in etiology and treatment of strabismus [J]. A.M.A. Arch Ophthalmol, 1952, 47(1):1-20.

[5] Paul TO, Hardage LK. The heritability of strabismus [J]. Ophthalmic Gene, 1994, 15:1-18.

[6] Matsuo T, Hayashi M, Fujiwara H, et al. Concordance of strabismic phenotypes in monozygotic versus multizygotic twins and other multiple births [J]. Jpn J Ophthalmol, 2002, 46:59-64.

[7] 王杨科 . 中国人立体视觉状况评析 [J]. 延安大学学报 : 自然科学版 , 2000, 19(4): 76-80.

[8] Parks MM, Wheeler MD. Concomitant esodeviations [M] // Tasman W, Jaeger EA. Duane's clinical ophthalmology. Philadelphia: Lippincott Williams & Wilkins, 2004.

[9] Wright KW, Edelman PM, McVey JH, et al. High-grade stereo acuity after early surgery for congenital esotropia [J]. Arch Ophthalmol, 1994, 112(7):913-919.

[10] Yan X, Lin X. Postoperative Stereopsis in Adult Patients With Horizontal Comitant Strabismus With Normal Vision Who Are Stereoblind [J]. J Pediatr Ophthalmol Strabismus, 2018, 55(6):407-411.

五花八门的斜视

⑫ 什么是外斜视（外漂的眼球）

您在生活中有没有遇见这样的情况？迎面过来一个人，他似乎在和您对视，又似乎在看别处。您心里可能会产生疑惑，这个人到底是不是在看我啊？仔细一看，他一只眼睛在向前看，而另一只眼睛往外漂走了（图4-1）。

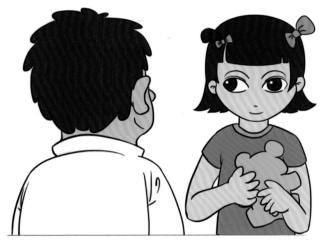

图 4-1　外斜视

这个情况就是本章所要介绍的一种在儿童中常见的眼科疾病——外斜视。像我们上面所说的，外斜视就是指两个眼睛不能同时注视物体，当一只眼睛在注视目标时，另一只眼睛总是向外看，像是漂走了一样，这就是外斜视的主要特点。此外，大部分的外斜视患者的主视眼和偏斜眼并不是固定不变的。比如，这个人刚才是左眼在看你，右眼向外漂走了；过一会儿可能会变成用右眼看你，左眼向外漂（图 4-2）；或者，有的孩子精神状态比较好时眼位正常，而疲劳或发呆时，一只眼就会慢慢漂出去（图 4-3）。

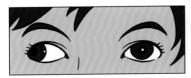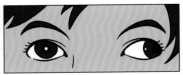

图 4-2　双眼可以交替出现外斜视

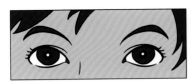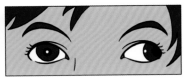

图 4-3　外斜视的小朋友有时眼位正常（左图），有时表现出外斜视（右图）

外斜视是斜视中的一种常见类型。根据不同的分类方法，外斜视又可细分为很多类型：间歇性外斜视、恒定性外斜视、先天性外斜视、知觉性外斜视和继发性外斜视等。其中，间歇性外斜视是外斜视中最常见的类型，其典型的症状是当患儿精神状态好的时候，斜视通常不明显，但在疲劳或者注意力不集中时，常常会出现一只眼球往外漂而不是往前看的现象。有的孩子在户外阳光下，喜欢闭上一只眼睛，会被家长误以为是孩子怕光（图 4-4）。另外，间歇性外斜视并不是时时刻刻都呈

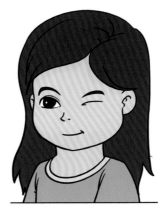

图4-4　间歇性外斜视的小朋友在阳光下喜欢眯一只眼

现出眼位偏斜，如果家长发现孩子偶尔两只眼睛看东西的方向不一致，经过家长提醒又立刻能恢复正常，或者经常眯上一只眼睛看东西，就要警惕外斜视的发生了。

　　家长可能会疑惑：好端端的娃，怎么眼睛就斜了呢？外斜视可能是多种因素共同作用的结果，包括解剖因素、调节因素、融合功能异常、神经支配因素、感觉障碍和遗传因素等。

　　发生外斜视后应该怎么办呢？有些家长认为，发生了外斜视只是外观看上去有些不太美观，并不影响孩子正常看东西，可以等孩子大了再去看医生。这种想法是非常错误的：由于儿童时期没有得到相应的重视，斜视的眼睛长时间得不到适当的视觉刺激，往往等到专科医生给孩子检查时才发现双眼视功能尤其是立体视已经严重受损。更为遗憾的是，由于错过了最佳的治疗时机，立体视损害通常已经不可逆了。所以，当您发现孩子经常喜欢闭上一只眼睛看东西或者经常有眼睛"走神"的情况，应该及时到医院寻求眼科医生的帮助，根据医生的建议采取专业的治疗措施。另外，定期的眼科检查也是很有必要的。

外斜视患者日常生活中要注意些什么呢？外斜视的患者要注意日常的眼部保护，近距离用眼时，保持坐姿规范，眼睛离书本保持一尺距离，用眼 20min 休息 20s，可以采取闭目休息或向远处眺望的方式，有效缓解眼部肌肉紧张，放松眼睛。避免长时间看电子屏幕，适当增加户外活动。对于年龄较小的斜视患者，还要注意心理疏导，保证心理健康的发育。

外斜视可以采取哪些治疗方法呢？根据不同的病因有不同的治疗方法。首先要科学验光，明确视力情况和屈光状态，如果伴有近视，及时戴近视眼镜矫正，有利于控制眼位，缓解外斜视的症状；对于轻度远视的患儿一般无须戴远视眼镜，但远视度数超过正常生理性远视度数的患儿需要矫正。如果患者已经形成弱视，要先治疗弱视，等双眼视力矫正良好或视力相对平衡后，再进行眼位的矫正。多数外斜视最终需要进行手术治疗，术后根据情况配合视功能训练，达到恢复眼位重建视功能的目的。

⑬ 什么是内斜视（斗鸡眼）

如果一眼注视目标时，另一眼视线向内偏斜，称为内斜视，就是我们通常所说的"斗鸡眼"或者"对眼"（图 4-5）。

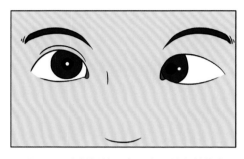

图 4-5 内斜视的儿童，左眼呈内斜状态

内斜视常发病于婴幼儿时期，较多见于合并远视的孩子。但是有一种情况称为"假性内斜视"，在生活中也时有见到，家长往往担心孩子斜视而到医院就诊。此类患儿通常鼻根部较宽，内眼角部位的赘皮较多遮挡了眼内眦部甚至遮挡了部分巩膜（眼白），当患儿向左右两侧注视时，内转的眼球被多余的赘皮遮挡，从外观上看给人一种"斗鸡眼"的感觉。鉴别方法也很简单，可以用一只手将患儿鼻根部两侧的皮肤捏起来，暴露出藏在赘皮后面的白色巩膜，"内斜视"便会消失（图 4-6）。

内斜视是如何发生的？它又为何偏爱远视的孩子呢？我们的眼球内部有一个透明的双凸透镜的零部件叫晶状体，如果把眼球比作一架照相机，那晶状体就相当于照相机的一个镜头，而视网膜则相当于照相机成像的胶片。正常眼睛接收到来自外界的光线，经过晶状体的折射后清晰地成像于视网膜上，使我们能看清目标物体（图 4-7）。儿童时期的远视眼通常眼轴偏

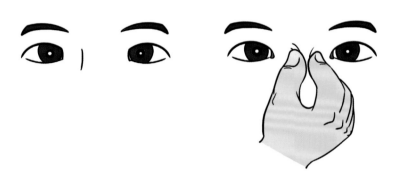

图 4-6　左图：内眦赘皮造成"内斜视"的假象；右图：将鼻根处皮肤捏起，"内斜视"消失

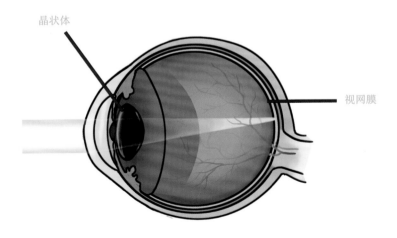

图 4-7　眼球的横截面，光线进入眼内，聚焦在视网膜上

短，光线经过屈光系统后成像于视网膜之后，眼的光学焦点在视网膜之后，因而在视网膜上所形成的像是模糊不清的。为了看清近处物体，要利用调节能力把视网膜后面的焦点移到视网膜上，而过度的调节会产生过多的集合，使得眼位向内偏斜，出现了内斜视。这种与远视相关的调节性内斜视叫屈光性调节性内斜视。

对于内斜视完全是由于远视性屈光不正所引起的称为屈光调节性内斜视，此类内斜视多在 1 岁以后发病，以 2—3 岁时最为多见。这部分患儿多伴有中高度远视，因为内斜视完全是由于远视导致的，所以戴远视矫正眼镜后眼位会恢复正常。家长会发现孩子在戴上眼镜后眼睛不斜了，摘掉眼镜后又内斜了（图 4-8）。这类患儿无须手术治疗，坚持戴眼镜即可矫正内斜视，复查换镜的时候就要注意，不要过快降低它的远视度数，如果过快降低远视度数，很可能会导致斜视控制不佳。

部分调节性内斜视也是内斜视中的常见类型，其内斜一部分是由于调节因素引起，另一部分由于解剖等其他因素引起。

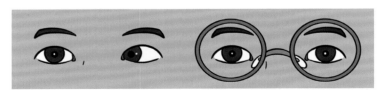

图 4-8　内斜视儿童（左图），戴上远视眼镜后，内斜视完全消失（右图）

对于调节部分导致的内斜视同样给予戴镜治疗，非调节部分导致的内斜视则需要手术矫正。也就是说，这类孩子戴上远视眼镜以后，内斜视好了一部分，但仍然残留了一部分（图 4-9）。部分家长认为手术可矫正全部的斜视度，孩子可以彻底摆脱戴镜的烦恼。其实不然，手术矫正的是非调节部分导致的斜视，所以此类患儿术后仍需戴眼镜来矫正调节部分所导致的内斜视。多数调节性内斜视患儿的斜视度随年龄的增长和远视度的降低而逐渐减少，因此家长也无须过于担心。

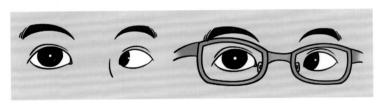

图 4-9　内斜视儿童（左图），戴上远视眼镜后，内斜视部分好转（右图）

此外，还有一些其他类型的内斜视，包括出生后半岁以内就发病的先天性内斜视，又称为婴儿型内斜视，这类孩子一般没有明显的远视等屈光不正问题，建议尽早到医院就诊，此类患儿往往需要在 1 岁半到 2 岁接受手术治疗。

⑭　为什么宝宝总爱歪头

在生活中，有的家长发现自家宝宝喜欢歪着脑袋看电视、看书或者走路，即使提醒孩子正过来，不注意又会歪回去。这是孩子的不良习惯还是"病"呢?

首先家长应当注意观察,区别歪头和侧着头看东西:歪头是颈部弯曲,弯向一侧,孩子的两只眼睛处于不同水平面上,侧着头则是孩子把脸转向一侧,把其中一只眼睛放在前面,此时两只眼睛仍在同一水平(图4-10)。

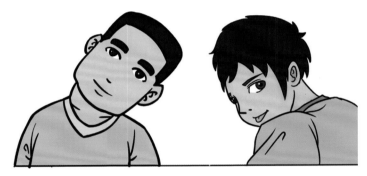

图4-10 左图,歪头;右图,侧着头

家长们通常会领着孩子去小儿外科或者骨科就诊,觉得孩子的脖子有问题。有的孩子经过颈部肌肉按摩,甚至做了手术,歪头现象依然存在。其实,有一部分歪头跟眼睛有很大的关系。那么哪些眼部疾病可能会引起歪头呢?

• 斜视:歪头可能是伴有垂直性斜视出现的一种代偿性头位。当一只眼睛出现了上斜或者下斜,导致两只眼睛看到的东西一个高一个低,小朋友为了平衡,融合成像,只好利用歪头来进行代偿(图4-11);而外斜视的孩子有时也会侧着头只用其中一侧眼睛看东西。这种体态不仅影响外观,长期的偏头还会造成颈部肌肉、脊柱、面部肌肉发生病理改变，诱发颜面、头颅不对称及脊柱侧弯等畸形。此时的歪头需要进行详细的斜视专科检查，进一步确定治疗方案。有的家长会说：我家孩子以前歪头，现在不歪了。咦，这不是好事吗？非也，有可能是因为患儿垂直性斜视角度在加大，当孩子不能通过歪头来融合成像的时候，为了避免出现复视，就会放弃努力，只用一只眼睛看东西。由于双眼不能同时看一个物体，这种注视方式会影响双眼的视觉功能，久而久之会丧失立体视觉，成为立体盲，前文我们介绍过立体盲对孩子的求学和就业产生很大的限制。

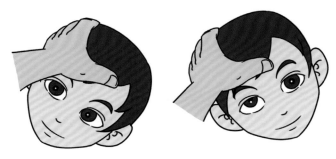

图 4-11　这是一位右眼上斜肌麻痹的孩子。左图，孩子头向左肩歪，两只眼睛平衡；右图，一旦头摆正或者向右肩歪，右眼明显上斜

● 眼球震颤：眼球不能固定地注视物体，不停地颤动，但会存在某一个眼球颤动最轻的位置，也就是孩子看东西视觉效果最好的位置，叫作眼球震颤的中间带。眼球震颤的患者喜欢将眼球转动到这个位置来看东西，因为这时候他们看得最清

楚，此时出现的歪头我们称之为眼球震颤的代偿头位。需要进行专业眼科检查，来明确需要通过使用三棱镜还是进行手术来改善歪头。

• 屈光不正：当发现孩子常常喜欢面部转向一侧，斜着眼视物，同时有些孩子还伴有眯眼，有可能是眼睛存在远视、近视或者散光，斜着眼睛和眯着眼睛看都是为了看得更清楚，也可能是孩子两只眼睛屈光度数不一致，为了用更清楚的眼看东西才侧着头。歪头有可能会引起两眼眼轴发育不平衡，导致屈光参差，孩子通过歪头来改善视觉质量，勉强看清东西，这又会进一步加重孩子双眼视觉发育的不平衡。

• 上睑下垂：由于瞳孔被部分或全部遮盖，患者为提升视力，通常会紧缩额肌，额纹加深，呈现仰头的姿态（图4-12）。上睑下垂等引起的歪头情况，若发生的年龄较小，可能会造成形觉剥夺性弱视，所以需要尽早矫正，避免造成视觉发育障碍。

• 不良习惯：还有一种情况，可能孩子只是存在歪头、侧头看东西的不良姿势和习惯，并没有斜视、屈光不正、上睑下垂等眼部疾病和颈部问题。想要正确区分病因，需要医生结合检查来判断。

当孩子出现偏头视物时，切莫想当然地以为只是坏习惯而打骂、责备孩子，应该科学对待，去专业医院，做专业检查，采取专业手段，进行校正和治疗。如果是斜视或者眼球震颤，需要判断是否手术及手术时机，如果是屈光不正或者屈光参

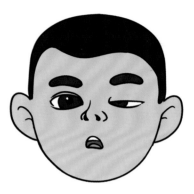

图 4-12　上睑下垂的孩子，为了看得清楚，
采取仰头的姿势

差，则往往通过正确配戴眼镜和纠正不良用眼姿势就可以得到
改善了。

⑮ 转不动的眼球

当我们夸赞一个人时，经常用"一双灵动的大眼睛"来形
容。正如第 2 章所述，眼睛的灵活性表现为眼球在大脑高级中
枢的指挥下，由眼外肌的牵引向各个方向协调转动。由于病变
累及支配眼外肌的神经及眼外肌本身，造成双眼在接受大脑指
令时不能协调运动，这就是我们临床上的一大类斜视——非共
同性斜视。非共同性斜视很多跟遗传有关，或者继发于一些全
身性的疾病，儿童时期的非共同性斜视病因主要为先天性发
育异常、产伤和外伤等。这类斜视的特点有：①眼球运动不
灵活；②患眼和健眼分别注视时的斜度不相等；③代偿头位；

④后天形成的或部分先天性麻痹斜视伴有复视。

每个眼球都有 6 条眼外肌，分别有着各自的名字：内直肌、外直肌、上直肌、下直肌、上斜肌、下斜肌，支配他们运动的神经有动眼神经、展神经、滑车神经（详见第 2 章）。在上一节"为什么宝宝总爱歪头"中讲到的垂直性斜视就是上斜肌麻痹导致的，上斜肌是由滑车神经支配的，滑车神经和上斜肌麻痹会引起眼球不能向内下方转动或转动受限，导致宝宝出现垂直性斜视；外直肌由展神经支配，展神经和外直肌麻痹会导致眼球外转障碍，与此同时内直肌使眼球内转的功能仍在正常运作，内外直肌力量此消彼长，眼球就会出现内斜视；动眼神经支配的眼外肌最多，包括内直肌、上直肌、下直肌和下斜肌，动眼神经麻痹可导致眼球向多个方向的运动障碍，常常表现为大角度的外斜视。

除了上面的神经麻痹因素导致眼球转不动之外，还有一种情况是由机械因素引起的，眼球运动相关的神经本身没有发生损害，但是肌肉的运动受到机械限制从而导致眼球运动障碍。譬如眼眶爆裂性骨折，患者的眼眶区域由于外力的打击，在相对薄弱的眶下壁出现骨折，下直肌嵌顿陷入眶下壁的骨折区域而不能正常的收缩和放松，从而导致眼球上转和下转都明显受限。这就是典型的限制性因素导致的眼球转不动。又或者是一些全身性疾病波及眼部，譬如甲状腺相关眼病，患者的多条眼外肌早期可能出现眼外肌肌腹增粗、炎症浸润，晚期出现眼外肌纤维化，这样就会导致眼外肌不能正常工作，引起眼球向相应的方向出现运动受限（图 4–13）。

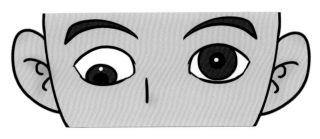

图 4–13　甲状腺相关眼病的患者，右眼下斜视，不能向上转

　　此外，还有一个典型的疾病，那就是高度近视限制性内斜视，临床也称为重眼综合征（图 4–14）。高度近视的患者眼轴增长，增长的眼球后部突破颞上方薄弱的筋膜结构，使上直肌向鼻侧移位，外直肌向下移位，眼球后极部从颞上方疝出，固定卡在眼外侧壁，从而进一步限制眼球的运动，出现眼球前极部固定于鼻下方的"重眼"状态，所以叫作"重眼综合征"。近视很多人都有，但此病的发病基础是高度近视，因此轻中度近视的伙伴们无须担心，但是一定要注意保护眼睛，做好近视防控，防止近视度数增长发展成高度近视。

⑯　全身疾病也会引起斜视吗

　　人体是一个统一的整体，人体各个系统和器官的结构和功能各不相同，但是它们在进行各项生命活动的时候，并不是孤

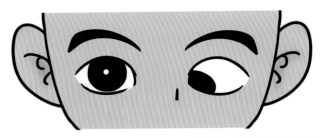

图 4-14 高度近视的患者，左眼内下斜视，左眼几乎不能转动

立的，而是相互密切配合的。眼睛作为人体的主要视觉器官，具有感受光线，传递视觉信息等功能，是获取外界信息的主要媒介。眼睛在行使视觉功能时，并不能独立完成，而是需要其他多个器官和系统的协调合作。比如血液系统带来新鲜的血液为眼睛供氧，从视网膜一直到大脑视觉皮层完整的视觉通路传导视觉信号等。任何环节的异常都有可能导致眼部病症的发生。因此，斜视虽然是一种眼科疾病，其致病因素可不仅仅存在于眼部，而是遍布于全身的各个部位。许多全身疾病都会导致斜视的发生。下面我们来介绍几种常见的导致斜视的全身疾病，以及它们发生的原理。

相信大家对"甲状腺功能亢进（简称甲亢）"都不陌生，甲亢是由于体内甲状腺激素水平异常升高，造成机体代谢亢进和交感神经兴奋，患者可能会出现焦虑烦躁、心悸消瘦、睑裂增大、眼球突出、斜视，甚至失明等症状，这类眼病统称为甲状腺相关性眼病。当然，甲状腺相关性眼病也可能发生在甲状腺功能正常而甲状腺相关抗体异常的患者。这是一种自身免疫性疾病，简单来说就是人体的免疫系统所产生的抗体搞错了攻击目标，不仅攻击甲状腺组织，还攻击眼部正常的肌肉、结缔组织等。导致这些组织发生炎症、水肿、功能异常、眼外肌增粗，到了中后期逐渐纤维化而出现眼球运动障碍，眼位偏斜，形成斜视（图 4-13）。

　　高血压是中老年人常见的慢性疾病之一，对人体的心、脑、肾等多个器官都会造成损害。大家应该都听说过高血压引起脑出血导致患者卒中偏瘫的案例。但是，你知道吗？高血压不仅会导致躯体偏瘫，还有可能会导致"眼瘫"。

　　张大妈最近就遇到了一件怪事，一天醒来总感觉自己的眼皮很沉重，想使劲睁就是睁不起来。往镜子里一看，上眼皮耷拉下来了。张大妈虽然眼花了，但是看远处还是很清楚的，可最近看东西变得重影了，有时候下楼梯因为看不清楚差点摔倒，严重影响日常生活。张大妈到医院做完检查后，医生说她得了"眼瘫"，其实就是"动眼神经麻痹"。动眼神经主要工作是负责眼球向各个方向的转动和上睑的抬起。动眼神经发生病变时，可以造成其支配的肌肉麻痹，临床上表现为麻痹性斜视和复视，出现上睑下垂、眼球转动障碍、眼位偏斜、瞳孔散大等症状（图 4-15）。

　　还有一种会导致斜视的、但相对少见的疾病——重症肌无力。重症肌无力，顾名思义就是一种会导致患者全身或部分骨骼肌无力的疾病，眼外肌也属于骨骼肌，可出现斜视、复视、眼球转动不灵活等症状。

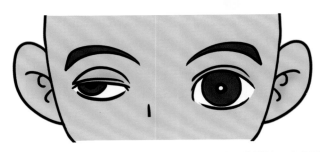

图 4-15 动眼神经麻痹的患者，右眼上睑下垂，外斜视，瞳孔散大

其实除了我们提到的这三种疾病，还有许多全身性疾病会导致斜视的发生，比如各种感染性疾病、颅内肿瘤压迫和脑血管性病变、糖尿病等。值得注意的是，斜视不仅是一种眼部疾病，还有可能是某些全身性疾病的眼部表现，是身体给我们发出的"警告信号"。因此发生了斜视，大家一定要及时到医院进行专业的眼科检查，查明病因进行相应的治疗，以免延误病情，造成严重后果。

第 5 章

邱晓荣

斜视有哪些治疗

⑰ 斜视治疗之一：非手术治疗

一年一度的幼儿园体检到了，体检结果报告几个小朋友有斜视，建议到医院进一步检查。拿到体检单的几位家长十分着急，很快就带着孩子到医院来就诊了。小乐也拿到了写有斜视结果的体检单。其实，在小乐很小的时候妈妈就发现她有对眼的情况了，但妈妈总觉得也许孩子长大就好了，就一直没带她去看医生。但这次拿到医院的体检报告，妈妈还是决定带着她到医院检查一下。医生给小乐做了一些检查，告诉妈妈小乐患有内斜视，需要治疗。妈妈说："斜视需要治疗是因为影响孩子外观吗？"医生摇了摇头："其实斜视并不只是单纯影响外观，斜视的小患者不能双眼同时注视同一物体，从而会影响双眼单视功能的发育，也就是没有立体视功能，有的甚至还会引起弱视，影响小朋友的视觉质量（详见第3章）。小乐妈妈着急了："这可怎么办呢？"医生安慰她说："斜视治疗可分为非手术治疗和手术治疗，小乐的情况经过治疗预后会很好的，我先来给您介绍一下斜视的非手术治疗方式吧。"

医生看着小乐的报告，对小乐妈妈说："小乐还存在屈光不正的情况，目前首先要矫正屈光不正，这对于小乐来说非常重要。"对于和小乐情况相似的斜视患者，来就诊时首先需要进行科学的医学验光，如果有屈光不正要先给予合理矫正，也就是给小患者戴上眼镜。小乐妈妈内心对戴眼镜还是排斥的，她认为眼镜戴上就摘不掉了，影响了孩子外观，眼睛还会变形（详见第9章：戴眼镜会不会引起眼球变形）。于是小乐妈妈询问医生能不能暂时不戴眼镜，医生告诉她合理的屈光矫正对于小乐来说特别重要，可以认为戴镜是斜视治疗这座高楼大厦的地基，只有打好地基，才能建成高楼大厦。小乐妈妈点了点头。

小乐最终的验光结果出来了，医生看了看报告，告诉妈妈小乐暂时还不需要手术治疗。妈妈好奇地询问不手术的话，还有哪些治疗方法呢？医生告诉她斜视的非手术治疗包括光学治疗、药物治疗和视觉训练等。

● 斜视的光学治疗

✓ 框架眼镜：医生根据验光结果，又写了一些数据，递给小乐妈妈说："带孩子去试戴配镜吧。"小乐妈妈拿着验光报告单，问道："刚才验光的医生写的结果有问题吗？您怎么又写了一个配镜的数据呢？"医生笑了笑说："我们会根据小患者的眼位情况来确定眼镜的度数。如果是外斜视伴屈光不正，首先进行屈光矫正，对于外斜视合并近视的需要足矫（近视度数配足）甚至可以轻度过矫（度数配高一些）；对于外斜视合并远视者，轻度远视且裸眼视力正常可以观察、暂不配镜，中高度远视在保证最佳矫正视力的基础上，给予最小远视度数配镜，散光给予全部矫正。对于和小乐一样的内斜视，配镜度数又会不一样。我们在给小乐配镜前已经用 1% 阿托品眼膏进行充分的睫状肌麻痹验光，去掉了调节因素的参与，小乐目前有远视，即使是轻度的生理性远视，也建议足矫配镜。"医生还叮嘱小乐妈妈要定期观察孩子眼位变化。

医生告诉小乐妈妈，内斜视要区分不同的情况进行不同的治疗。屈光性调节性内斜视与调节有关，也就是说孩子的内斜视完全是由于远视所引起，应给予充分的睫状肌麻痹验光，建议散瞳下直接配镜，不需要复验配镜，这样更有利于孩子们适应眼镜度数。有的小朋友刚开始戴镜时，还不适应，戴镜视力反而不如裸眼（不戴镜）视力，家长会很焦虑，这时可以考虑每天涂一次或者隔天涂一次阿托品眼膏，连用2周，帮助孩子逐渐适应眼镜度数。将远视全部矫正后，内斜视可消失或者内斜视逐步变小，慢慢变为正位。配镜矫正后仍要密切观察随访，有内斜倾向就要再次散瞳验光，当两次验光结果差别≥+1.00DS（100度远视）时，要重新换镜，以维持眼球的正位。屈光性调节性内斜视的小朋友戴镜后内斜视消失，但是摘掉眼镜内斜视仍存在，所以建议全天佩戴眼镜，定期复查及时更换眼镜，无须手术治疗（图4-8）。

另外一种比较少见的内斜视称为非屈光性调节性内斜视，也就是说内斜视与屈光度（远视）没有很大关系，而是与调节和集合有关。什么是调节呢？我们眼睛在看近处物体的时候，需要用到调节的功能，就像照相机要拍清楚近景，需要调焦一样。正常情况下，我们眼睛在调节的时候，双眼会向内靠拢，也叫集合。调节和集合之间存在一定的比例关系，如果这个比例过高，那么一定的调节就会产生过量的集合，造成眼睛过度向内靠拢，出现内斜视，这种内斜视就称为非屈光性调节性内斜视。这种内斜视一般表现为看近内斜视度数大于看远内斜视度数。对于这种内斜视，如果有屈光不正，首先要进行矫正，尤其是要充分矫正远视。可选用双光镜或渐进多焦点镜进行矫正，双光镜下加光度数一般为 +2.50DS～+3.00DS，或者选择近距离注视时能够使眼位正位的度数。

妈妈问医生小乐属于以上哪种情况？医生告诉她，小乐的内斜视不属于以上两种情况，而属于部分调节性内斜视，是内斜视中最常见的类型。顾名思义，这种内斜视不完全是由于远视所引起，所以当远视眼镜配足之后，内斜视有所改善，但仍有残余的内斜视存在（图4-9）。部分调节性内斜视在治疗上需要矫正屈光不正，也就是说远视要全部矫正。针对戴镜不能矫正的那部分内斜视（戴镜后残留的内斜视），后期可能还需要接受手术矫正，所以小乐首先要戴镜，后期有可能需要手术，手术矫正量是戴镜后仍然残留的内斜视度数，也就是说手术的目的是让小乐戴镜后眼睛不斜视。

✓ 三棱镜治疗：自从小乐被诊断为斜视之后，小乐妈妈就十分关注各种斜视治疗的消息。一天，她听说同小区的小欢也有斜视，是通过戴一种三棱镜来治疗的，效果很好。小乐妈妈感觉三棱镜很神奇，于是她赶紧带小乐到医院复诊，询问小乐是不是也可以用三棱镜治疗。医生告诉她三棱镜是一种横截面为三角形的镜片，具有折射光线，改变光线走向的作用（图5-1）。通过调整三棱镜摆放的位置，可以使双眼视线平行，适用于复视、隐性斜视引起的视疲劳、先天性眼球震颤或者有歪头（代偿头位），以及由于年龄、身体等原因暂时不能做手术的恒定性斜视患者。然而，配在镜片中的三棱镜度数有一定限制，度数越大，镜片越厚，因此，对于度数较大的斜视一般选择压贴三棱镜进行矫正。压贴三棱镜是一种贴膜，可以贴在眼镜片上，验配加工及操作方便，但外观上可以看到条纹状的贴膜，大度数的贴膜对视觉质量有一定的影响（图5-2）。医生说，根据小乐的情况，还是适合先配戴远视眼镜，坚持戴镜定期复查眼位。

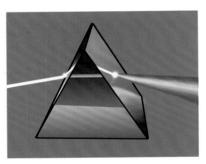

图 5-1　三棱镜具有折射光线的作用

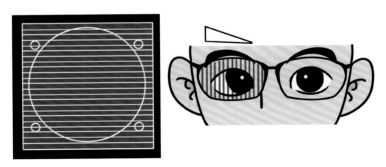

图 5-2　左图为压贴三棱镜，右图为压贴三棱镜贴在眼镜片上

① 三棱镜治疗复视：其实，小乐妈妈认为很神奇的三棱镜是我们斜视医生口袋中的一个法宝。很多后天发生的斜视会引起复视，比如眼外肌麻痹，在非手术治疗半年以上仍然存在复视者，或者在手术后仍然残余复视者，可以给予不出现复视的最小三棱镜度数。

② 三棱镜治疗斜视术后的小角度斜视：有些斜视术后会残余斜视，或者出现新的斜视。比如外斜视术后出现内斜视，那么在斜视角度比较小的情况下，或者暂时不考虑再次手术的情况下，三棱镜是有效的非手术治疗方法之一。

③ 三棱镜治疗斜视引起的视疲劳：这么好的法宝，医生该怎样把握其治疗原则呢？外斜视一般不建议用三棱镜治疗，但是外隐斜视引起的视疲劳，可以采用底向内的三棱镜治疗。对于内隐斜视在合理屈光矫正基础上给予底向外的三棱镜治疗，可以按照隐斜度数的 1/3～1/2 配镜。

④ 三棱镜对急性共同性内斜视的早期矫正：急性共同性内斜视的患者，早期斜视度数较小，但是复视明显影响生活和工作（详见第 3 章中"为什么会出现重影"），通过佩戴三棱镜可帮助患者消除复视，改善生活质量，恢复双眼单视功能和立体视功能。

• 药物治疗：又到了小乐复诊的日子，医生检查完告诉小乐妈妈，孩子目前情况还比较稳定，小乐妈妈很开心，她想知道是不是还能用些药物进一步帮助小乐康复。医生给她介绍了用于斜视治疗的药物。

✓ 屈光性调节性内斜视可以点散瞳剂，非屈光性调节性内斜视可以点缩瞳剂，但是由于散瞳剂或缩瞳剂都会影响视觉质量，也不宜长期使用，所以这种药物并不常用。

✓ A 型肉毒素：是一种可以使肌肉麻痹的药物，就是大家熟知的抗皱、瘦脸的美容药物，它也可以用来治疗斜视。A 型肉毒素主要用于中小度数内外斜视、术后残余斜视、麻痹性斜视，近年也逐渐应用于婴儿型斜视。医生告诉妈妈小乐目前不需要药物治疗。

● 双眼单视功能训练：医生还给小乐妈妈介绍了视功能训练。医生告诉她人类拥有双眼，不仅要有好的视力，还要能够舒适、持久、有效地使用双眼，拥有良好的手眼协调能力和三维的立体视觉。我们眼前的世界是一个立体精细的空间，需要我们双眼协同一致地去观察，所以在斜视治疗中强调双眼单视功能的恢复。

视觉功能训练历史悠久，可用于斜视术前和术后，暂时不适合进行斜视手术的患者，以及需要进行双眼视功能恢复的患者。既往的视觉功能训练方法很多，但小朋友们可能会觉得这些训练非常枯燥乏味。随着科技发展，有趣的训练方法出现了。许多公司开发了多种可以在计算机网络平台上进行训练的软件，包括脱抑制训练、融合训练、立体视训练等，另外，还有现在比较流行的 AI、3D 技术。这些训练软件借助游戏的方式，趣味性强、孩子们训练的配合度大大提升，保证了训练的效果；另外，训练的场地不局限于医院，可以在家训练，减少了家长和孩子的来回奔波，节约时间和精力，患者依从性也明显提高。视觉功能训练也是斜视治疗过程中非常有用的方法之一。

⑱ 斜视治疗之二：手术治疗

小乐戴镜一段时间了，妈妈定期带她来复诊，可是这次医生检查后告诉妈妈说小乐需要手术治疗。妈妈十分担心，说："一定要做手术吗？"医生告诉她手术矫正是斜视治疗的有效手段，通过手术恢复眼位，使小乐双眼视轴平行，建立正常视网膜对应关系，也是术后双眼视功能恢复的基础。

小乐妈妈有点担心孩子的手术，问医生斜视手术怎么做呢。医生告诉她，斜视手术的部位不在眼皮上，也不在眼球内部，而是在眼球外面的眼外肌。人的眼外肌附着在眼球的上侧、下侧、内侧和外侧，控制着眼球运动（图 2-4）。看过皮影戏的小朋友可能知道，通过控制相应的线，皮影人偶就朝对应的方向运动，眼外肌控制眼球运动也是一样的。简单地说，当附着在眼球内侧的内直肌力量加强并收缩时，眼球就朝内侧转动，即内转。当附着在眼球外侧的外直肌力量加强并收缩时，眼球就朝外侧转动，即外转。向下、向上转动的道理也一样（详见第 2 章）。

斜视手术的时候，医生通过调整眼外肌的位置和长度来调整和平衡眼球的位置，从而达到矫正斜视的目的。根据不同的斜视类型和斜视角度，医生会设计不同的手术方案，可能双眼手术，也可能单眼手术；可能一次手术同时解决不同类型的斜视，也可能分次手术，最终的目的是让眼球恢复正位（图5-3）。

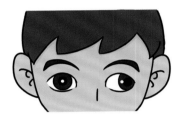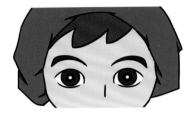

图5-3　斜视手术前后对比，左图斜视手术前，右图斜视手术后

医生告诉小乐妈妈，根据小乐目前的情况，准备给她做双眼斜视矫正手术。然而手术仅能起到从物理学上矫正眼球位置的作用，其他多种因素如肌肉的性质、与周围组织的关系、不同的神经冲动等，决定了相同的肌肉、相同的手术量可能产生不同的矫正结果。此外，还有斜视自身的复杂特性，决定了有些斜视需要分次手术，有些斜视需要再次或者多次手术（详见第6章中"斜视手术是一劳永逸的吗"）。

听了医生的话，想到小乐有可能需要不止一次手术，妈妈忧心忡忡地问医生："现在到了一定要手术的时候了吗？"医生告诉她像小乐这样已经充分戴镜仍不能完全矫正的内斜视，应尽早手术，恢复眼位，这样更易获得一定的双眼视。另外，有些其他类型的斜视，比如间歇性外斜视，有时眼睛表现为斜视，有时候不斜视，则可以根据双眼视功能情况、斜视度情况、孩子配合度、斜视对身心健康和工作生活的影响来综合考虑手术时机。一般来说，建议在双眼视功能破坏之前手术，但在实际情况中也不是一概而论的，其也受家长发现孩子斜视的时间、首次就诊时间，以及眼部情况是否适合手术等因素的影响。对于一些麻痹性斜视、限制性斜视，首先要尽力排查病灶，确定病因，病情稳定 6 个月以上仍有斜视者，可以进行手术矫正。

第 6 章

王 惠

斜视常见
误区和疑问

⑲ 孩子歪头斜眼就是有斜视吗

我们经常会遇到一些家长带着孩子来到诊室，让医生帮忙看一下孩子是不是有斜视，详细询问病史后会发现，孩子的主要表现可能是歪头斜眼视物，碰到最多的可能就是歪头看电视，但是这些孩子里面并不是都有斜视。

正常情况下，不管我们看哪个方向，双眼总是能够默契地保持一致（图6-1）。而斜视是指双眼视轴不平行，在注视某一物体时，一只眼睛朝向这个物体方向注视，而另一只眼睛没有朝向这个方向注视，这才是真正的斜视（图6-2）。

斜视的孩子有一部分伴随歪头，也叫代偿头位，但是也有一部分孩子不存在歪头，只是单纯的双眼视轴不平行。那么歪头的孩子到底是不是斜视，这就需要找专业的斜视医生来进行判断。并不是所有的斜视患者都存在歪头视物。

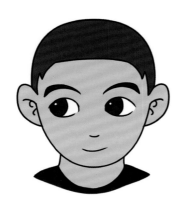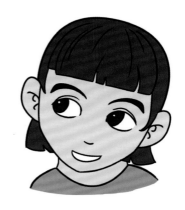

图6-1 歪头斜眼视物，不是斜视

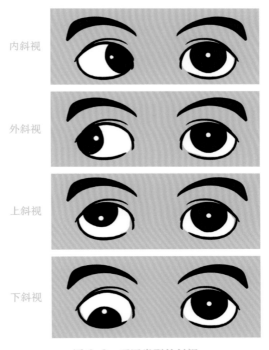

内斜视

外斜视

上斜视

下斜视

图 6-2 不同类型的斜视

为什么斜视的孩子会出现歪头呢？对于斜视的孩子来说，尤其是眼睛有上下斜视（垂直性斜视）的孩子，你会发现他在端正头位的时候，出现两只眼睛一高一低的情况，那么这个时候两只眼睛分别看到的物像在我们的大脑不能进行融像，就会出现重影，孩子就会不自觉地出现歪头，这样能够使两个眼睛保持在同一个高度，我们两只眼睛看到的物像接近，大脑就可以进行正常的融像，避免了复视重影的出现。这个也是我们人体对一些异常情况进行的自我调整，出现的头位改变我们称之为代偿头位（图4-11）。

存在代偿头位的孩子通常可以认为他存在双眼视的，他是在用他的两只眼睛看东西。随着年龄的增长，有一部分存在代偿头位的孩子逐渐不歪头了，家长可能会认为孩子的病情好转，其实不然，这可能预示孩子的双眼视觉功能下降甚至丧失，是病情恶化的一个表现，应该引起家长的重视。

㉑ 斜视不影响视力，就等孩子长大点再治疗吧

有一些家长可能存在认知上的误区，斜视不就是影响外观嘛，孩子太小，手术毕竟有风险，等孩子大一些再解决就好。

但其实不然，斜视不仅仅影响外观，在孩子视力发育的过程中，如果斜视得不到及时的治疗，不仅会引起斜视性弱视，还会影响正常双眼视觉功能的发育和建立，如果错过了视力以及视觉发育的敏感期，即使手术之后眼位恢复正常，视功能也有可能不能恢复。

斜视性弱视的孩子如果得不到及时有效的治疗，可能视力就不能完全恢复，甚至导致终身残疾。虽然成人弱视治疗目前有了一些进步，但是大部分效果还是非常不好的。

还有就是没有恢复正常的双眼视觉功能的患者，他的立体视就会很差，会限制孩子将来的就业范围，比如不能行我们眼科的显微手术，就不可能成为一名眼科手术医师。再举一个简单的例子，日常生活中我们现在所看的3D电影，没有立体视

的人就无法看到 3D 的立体效果。另外双眼视功能差的患者远期眼位的不稳定性增加，斜视复发的概率也会增加。

所以说"等孩子长大点再治疗"并不是一个非常好的决定。斜视治疗特别是手术时机的选择非常重要，需要专业的斜视医师去进行综合评估，因此我们还是建议对于斜视的孩子一定要尽早检查，并进行专业评估，在随访的过程中选择合适的时机进行治疗是非常重要的。

㉑　真真假假的"斗鸡眼"

我们会碰到很多来看"斗鸡眼"的孩子，家里人都会觉得孩子眼睛看起来有问题，两个眼睛往中间偏斜。其实，有相当一部分患者是假性内斜视，因为我们亚洲人鼻梁偏低，内眦赘皮比较多，所以内眼角过多的皮肤把内眦部的球结膜遮挡了起来，外观上看起来觉得黑眼珠偏中间了，这就是我们医生说的假性内斜视，其实双眼的赘皮把内眦部结膜遮挡，只是外观上的错觉，并不是真正的内斜视（图 6-3）。我们给孩子进行专业的眼科检查，发现在进行交替遮盖的过程中并没有出现明显的眼动，这些孩子不存在斜视。随着年龄的增加，鼻梁的发育，尤其是内眦赘皮的改善，外观上会逐渐好转。

我们有一个简单的办法可以在家里去大概判断一下孩子是否有内斜视，家长站在孩子面前，拿一个聚光手电，放在孩子眼前大约 33cm 处，让孩子盯着灯光，这时候家长观察到眼球上出现一个反光点，如果两眼的反光点都位于角膜中央，那么

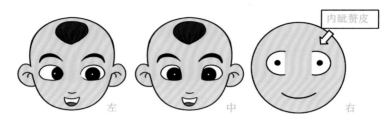

图 6-3　左图：内斜视的儿童，右眼的反光点在黑眼球的外侧；中图：假性内斜视，虽然内眼角看不到眼白，但是两眼的反光点都在黑眼球的中央；右图：遮住内侧眼白的皮肤称为内眦赘皮（图中箭头指示）

这个孩子患斜视的可能性就不大；如果一个眼睛的反光点位于中央，另一个眼睛的反光点位于中央偏外侧，那么这个时候就一定要带孩子到医院进行详细的专业检查，来明确孩子的情况，可能真的是"斗鸡眼"，也就是我们临床上说的内斜视（图 6-3）。

如果家长怀疑孩子有"斗鸡眼"的可能，我们还是建议有条件的情况下到专业的小儿眼科进行详细的检查评估。其实，儿童眼保健也要求自幼定期进行眼部检查，以免错过疾病治疗的关键时期。

㉒　斜视手术是一劳永逸的吗

手术是解决斜视的有效办法，很多斜视也必须要通过手术才能有效解决。

　　一提到要手术，家长难免有很多顾虑和担心，大家对手术的期望值也是比较高的，很多家长会认为一次手术就能解决问题，希望手术可以一劳永逸地解决问题，但其实不然。

　　首先，斜视手术一次性完全解决问题有时是不可能的。斜视手术医生在术前会进行精确的度数测量和手术方案的设计，但是由于个体差异，以及一些斜视本身的复杂性和不可预见性，手术后存在欠矫、过矫、复发等问题。也就是说术后可能立刻就有一小部分的孩子出现矫正不充分、矫正过度的情况；另外，对于术后早期矫正效果良好的孩子，在术后的恢复期内还存在眼位变化的可能性，或者在若干年以后，由于眼部情况和身体情况的变化，也有可能再次斜视，所以说，斜视术后，有一小部分患者将来可能面临二次手术的问题。斜视再次手术的原因包括原有斜视的残留、复发（欠矫），或者变成和原来相反的斜视（过矫），下面举一些典型例子进行介绍。

　　例如，一部分外斜视的孩子，术后我们发现有轻微内斜的趋势，可以积极采取一些非手术治疗措施，比如交替遮盖、配戴合适的眼镜等，大部分孩子治疗一段时间后就能够有所恢复。如果非手术治疗无效，才需要二次手术。另外一部分外斜视的孩子，术后可能会存在外斜视的残留，或者在术后一段时间内，外斜视再次复发，如果斜视角度较大，也有再次手术的可能。在临床工作中，有相当一部分孩子在术后不按时复诊，导致一些早期的问题，家长不容易发现，等医生再次见到孩子时，可能一些早期处理的手段已经没用了，所以术后遵医嘱按时复诊是非常重要的。

其次，还有一些斜视类型，比如本章前面提到的上、下斜视，这种斜视在手术矫正后，眼位不稳定的概率相对较高，在术后近期或者远期发生斜视度变化的可能性相对较大。比如一个孩子术前右眼高左眼低，头向左肩歪，在术后一段时间内眼位正常，歪头明显改善，但是过了半年变成了右眼低左眼高，头变成向右肩歪（图6-4），这时候就有可能再次手术。

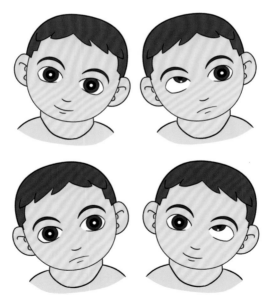

图6-4　上图，术前孩子头向左肩歪，头向右肩歪时可以看到右眼上斜视；下图，术后半年，孩子头向右肩歪，头向左肩歪时可以看到左眼上斜视

最后，还有一种情况，需要关注再次斜视手术的可能，那就是合并一眼或者两眼视力明显低下的情况。比如，一个孩子右眼不小心被剪刀戳伤，视力很差，之后逐渐出现斜视，为了矫正外观，做了斜视矫正手术，由于右眼视力很差，术后无法建立双眼单视，这种情况下再次斜视的概率就会比较高。当然，以上这些情况医生在术前已经有所预估，会在手术设计上有所考量，尽可能减少再次手术。

斜视手术矫正了眼位，但是，眼位恢复正常不代表视功能也恢复了正常，对于术后视功能恢复不好的孩子，远期眼位的不稳定性就会增加，再次出现斜视的可能性就增加，那么对于这一部分孩子术后进行视功能的康复训练是很有必要的。

所以，斜视手术是治疗大部分斜视的主要措施之一，其历史悠久，技术非常成熟，绝大部分病例在一次术后就能获得明显的改善。但是，不排除部分病例存在多次手术的可能。斜视手术并不是一劳永逸的，术后我们根据孩子的病情可能继续进行相关治疗，甚至再次手术。

23　全身麻醉会不会影响智力

答案是不会！许多家长都担心全身麻醉会不会对孩子的大脑产生负面影响，是否影响智力、记忆力等，其实这种担心是不必要的。目前全世界还没有机构及资料表明，在正规麻醉操作下，孩子会变笨（图 6-5）。

* 为什么小儿手术多选择全身麻醉：因为小儿对手术会有

麻醉对孩子有影响吗？

几乎所有家长对麻醉都有恐惧心理，
觉得麻醉可能会影响孩子的智力发育。
其实，至今没有任何科学证据表明，麻
醉操作会对孩子的智力发育造成影响。

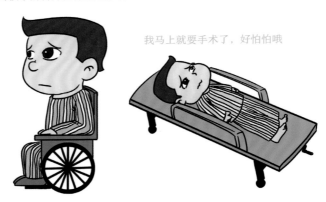

我马上就要手术了，好怕怕哦

图 6-5 麻醉前家长们和孩子们的担心和想法

恐惧感，而且很难听从医生的话配合手术，影响正常手术操
作，从而影响手术效果。而全身麻醉可以让小儿在手术中没有
痛觉，且对这段手术过程没有记忆。所以小儿全身麻醉对小儿
无论是生理还是心理都是一种保护。

• 麻醉医生怎么做小儿麻醉：麻醉医生在手术开始时，通
过药物调节，使孩子迅速进入一种"无痛的沉睡状态"，但同
时又要保证孩子在手术过程中没有痛觉，呼吸平稳，血压稳
定，肌肉放松。手术过程中麻醉医生会全程观察孩子的呼吸、
心搏、血压。手术结束时，又慢慢将孩子从"沉睡状态"中唤

醒。如果说每一台手术就像一次飞机飞行，那麻醉医生就是陪伴孩子经历这次飞行的"守护天使"。

- 小儿全身麻醉有风险吗：因为孩子的各个器官发育还不完善，身体代偿功能较成人差一些，所以小儿麻醉要比成人麻醉的风险性高。但专业的小儿麻醉医生会认真选择好药物并掌握好剂量，手术中仔细观察患儿的生命体征。有专业小儿麻醉医生的"保驾护航"，小儿全身麻醉还是很安全的。

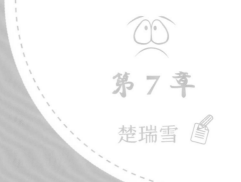

懒惰的眼睛——弱视

24 什么是弱视

弱视，在英语中，叫"懒惰的眼睛"（lazy eye），是指患有弱视的眼睛不会主动看东西，比较"懒惰"（图 7-1）。那么弱视眼为什么会变得"懒惰"呢？我们首先要了解弱视形成的原因是什么。弱视是一种视觉发育相关性疾病，眼部没有器质性病变，它的形成是因为在视觉发育期内，由于一些异常的视觉经验（单眼斜视、屈光参差、高度屈光不正及形觉剥夺）导致了单眼或双眼的视觉信号出现异常，无法正常经视觉通路传入视觉中枢，正常眼和异常眼之间可能会出现竞争的现象，大脑会主动忽略异常眼传入的视觉信息，使其最佳矫正视力（也就是戴镜后视力）下降，低于相应年龄的正常视力下限，从而形成弱视（图 7-2）。双眼戴镜后的视力相差 2 行或更多，视力较差的眼睛为弱视。简单地说，弱视就是眼睛没有其他疾病，但视力不好，戴上眼镜也看不清（图 7-3）。

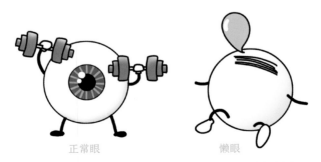

正常眼　　　　　懒眼

图 7-1　左图是正常的眼睛；右图是弱视眼，也称为懒眼

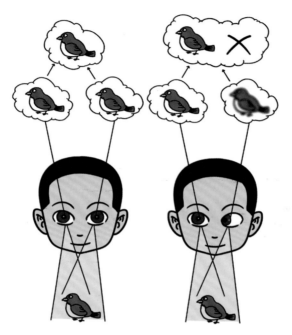

图 7-2　左图为正常双眼；右图示左眼斜视，可引起左眼弱视

弱视

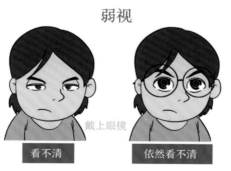

图 7-3　弱视的眼睛，戴上眼镜也看不清

　　为了更好地理解什么是弱视，我们还要知道儿童视力发育的规律。儿童的视力不是生下来就能达到与成人一样的水平，它是随着年龄增长，逐渐发育成熟的，0—3 岁是儿童视力发育的关键期，敏感期为 0—12 岁。在进行儿童视力检查时，需要注意的是，检查方法不同，视力的正常值也不同（表 7-1）；年龄不同，视力正常的参考范围也不同，如 3—5 岁的视力参考值下限为 0.5，6 岁以上视力参考值下限为 0.7。

表 7-1　不同方法检测儿童视力正常值

年龄（岁）	视力检查	正常值
0—2	VEP / 选择性观看	0.67
2—5	Allen 图形表 / HOTV 视力表 / E 字游戏	0.5～1.0
>5	Snellen 视力表	0.67～1.0

　　弱视都有哪些类型呢？根据引起弱视的原因不同，弱视可分为以下 4 类。

　　• 斜视性弱视：单眼斜视形成的弱视。

　　• 屈光参差性弱视：双眼屈光度数相差≥1.50DS，或散光度数相差≥1.00DC，屈光度数较高的眼形成弱视。

　　• 屈光不正性弱视：为双眼弱视，多发生于未配戴过矫正眼镜的高度屈光不正患者［远视屈光度数≥+5.00DS 和（或）散光度数≥2.00DC 可增加形成弱视的危险性］，双眼矫正视力相等或接近。一般在配戴矫正眼镜 3～6 个月后确诊。

- 形觉剥夺性弱视：由于屈光间质混浊（如先天性白内障、角膜混浊等）、先天性上睑下垂遮挡视轴、不适当的遮盖等形觉剥夺因素遮挡视轴，引起视力发育异常，导致的单眼或双眼弱视。

25　体检发现弱视，到底是怎么回事

　　4 岁的熙熙上幼儿园中班，在一次学校组织的体检中发现右眼视力 0.6，左眼视力只有 0.4，医生说左眼可能存在弱视，这到底是怎么回事呢？

　　首先，家长可以回顾一下孩子平时的表现：是否有视物眯眼、歪头、揉眼、喜欢凑得很近的习惯；是否有一只眼睛注视物体，另一只眼睛出现偏斜的情况；是否有走路不稳，尤其是上下楼梯或跑步时容易摔跤的情况；对于年龄过小的孩子，是否存在遮盖一只眼就会哭闹、烦躁或躲避的表现等（图 7-4）。

　　其次，观察孩子是否存在两只眼睛不等大，单眼不能完全睁开或瞳孔区发白的情况等。

　　最后，父母或亲属是否存在视力不好的病史。如果存在上述情况，家长不必过于惊慌，但也要给予重视，及时带孩子到专业的眼科进行详细检查。

　　那么我们需要做哪些检查呢？主要包括以下几个方面。

- 眼部结构检查：通过相关仪器检查眼部结构（屈光间质、视网膜等）是否正常，排除眼部器质性病变。

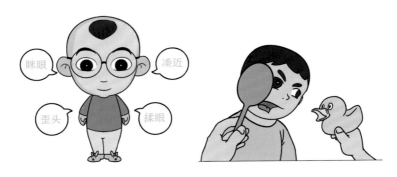

图 7-4 左图，生活中孩子的一些表现，可能提示眼睛有问题；右图，尝试遮盖孩子右眼，孩子出现躲避、烦躁的表现，提示左眼可能有问题

• 视力检查：＜3 岁合作欠佳的儿童，可以采用选择性观看、视动性眼球震颤、视觉诱发电位检查等评估视力。＞3 岁的儿童可采用儿童图形视力表、国际标准视力表评估视力。不同年龄儿童应用不同的视力检查方法，在做弱视诊断时，应该参考该年龄阶段的视力正常值范围。

• 屈光状态检查：很多家长分不清屈光状态和视力。通俗地来讲，视力是指眼睛能看得多清晰。而屈光状态是指眼睛的度数情况，包括远视、散光和近视。屈光状态检查是指在正规的医疗机构，经过专业的设备和验光师的验光，来获取眼睛的度数情况。屈光状态检查有很多方法，对于幼儿体检，可以采用视力筛查的形式，初步了解孩子的眼睛度数，如果存在异常的数值，那么需要进一步来眼科进行准确的验光。一般来讲，儿童首次进行医学验光，需要配合使用眼药水散瞳。散瞳后通过检影验光检查出的屈光度能更准确地判断患者弱视的程度，并能指导配镜及治疗方案的制订。孩子散瞳以后，会有一段时间视近处不清楚，怕光的表现，需要注意避免接触强光，等散瞳药效消失，瞳孔逐渐恢复正常，这些症状就会完全恢复。

● 斜视检查：是指看物体时两只眼睛的位置正不正，判断是否存在眼球偏斜的情况。如果一只眼睛盯着一个目标，另一只眼睛没有同时盯着这个目标，而是出现偏斜，也就是双眼不能同时盯着一个目标的情况，那就是存在斜视的可能性（图 3-1）。比如常见的内斜视，就是患者一只眼睛盯着一个物体时，另一只眼睛的位置偏向鼻子的方向，看起来像是"斗鸡眼"。斜视的类型和程度需要进行眼位检查、眼球运动检查、斜视度检查及同视机检查后进行综合评估。

● 注视性质检查：注视性质是指眼睛盯着一个目标时的眼底视网膜位置，正常人是用视网膜黄斑中心凹（视网膜上视觉最敏感的部位）视物的，即中心注视。就像箭靶一样，眼睛注视的视网膜位置越靠近中心，注视的能力就越好，越偏离中心（即非中心注视），注视的能力就越差（图 7-5）。对于非中心注视的弱视患者来说，在进行弱视治疗时难度更大、治疗周期更长。眼科医生是用直接检眼镜观察视网膜黄斑区的反射位置来进行注视性质检查的，黄斑中心凹反射位于 0~1 度环为中心注视，2~3 度环为旁中心注视，4~5 度环为黄斑旁注视，5 度环外为周边注视。患者的注视性质直接影响弱视治疗的方法和治疗效果。

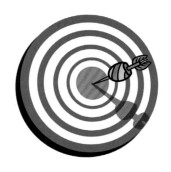

注视性质

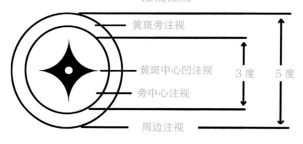

图 7-5 注视性质就像箭靶一样

● 电生理检查：视觉诱发电位（visual evoked potential，VEP）可用于判断视神经和视觉传导通路是否存在异常，包括图形视觉诱发电位（P-VEP）和闪光视觉诱发电位（F-VEP）。年龄较大配合较好的患者可用 P-VEP 检查，婴幼儿可用 F-VEP 检查。

经过一系列的检查，眼科医生可以判断出患儿是否存在眼部器质性病变、斜视、高度屈光不正、屈光参差及形觉剥夺因素（先天性白内障、先天性上睑下垂等），对弱视做出专业的诊断，并结合患者的弱视原因及程度制订出个性化的治疗方案。弱视重在早发现、早治疗，在儿童视觉发育敏感期（12 岁）内接受及时有效的治疗，对患者视力的提高乃至恢复正常起着至关重要的作用。如果没有及时发现，弱视眼的视觉信息被视觉中枢长时间抑制，可能会对视力造成不可逆的损伤，治疗会变得非常困难，效果往往不尽如人意。为了尽早发现弱视并开展及时有效的治疗，孩子在婴幼儿时期也就是视力发育的关键期就应该开始定期进行眼部筛查。那么，具体什么时候开始，多久筛查一次呢？一般建议婴幼儿在出生后至 1.5 个月筛查 1 次，尤其是高危儿童（早产儿、低体重儿）要及早筛查。所有的婴幼儿都应在 3 个月、6 个月、1 周岁、2 周岁、3 周岁各筛查一次。0—3 岁共筛查 6 次。

26 视力差就一定是弱视吗

上小学二年级的铭铭上了 3 个月的网课后，视力明显下降，看远处物体不清楚。于是父母赶紧带他到眼科医院检查，焦虑地问道："医生，我家孩子视力差，是不是弱视？"答案是否定的，视力差，不一定是弱视。

引起视力差的原因有很多，大致可以分为以下几种。

● 眼睑疾病：眼睑也就是我们的眼皮，平时可以起到保护眼球的作用，但当它出现异常时，也可能会引起视力下降。引起视力下降的眼睑疾病有先天性上睑下垂、先天性睑裂狭小综合征、先天性眼睑缺损等。其中先天性上睑下垂是引起弱视的常见原因。正常人双眼目视前方时，上眼皮会少量盖住黑眼珠0.5～2.0mm，如果遮盖的过多，就叫上睑下垂（图7-6）。但并不是所有的上睑下垂都一定会引起弱视，只有遮住了黑眼珠中心的瞳孔，挡住了视线，弱视的风险才会增加，并且这种孩子，往往合并远视、近视和散光，也更容易形成弱视。

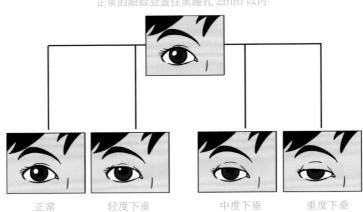

正常的眼睑会盖住黑瞳孔 2mm 以内

正常　　　　轻度下垂　　　　　　中度下垂　　　　重度下垂

图 7-6　不同程度的上睑下垂：左一为正常；左二为遮盖瞳孔≤1/3；左三为遮盖瞳孔 1/3～1/2；左四为遮盖瞳孔 1/2 以上

● 斜视：斜视不但会影响外观及心理健康，更重要的是会破坏双眼的立体视。根据斜视眼别的不同，可分为单眼性斜视和双眼交替性斜视。双眼交替性斜视就是两只眼睛可以交替出现眼位偏斜，由于两只眼睛出现斜视的频率差不多，一般不会形成斜视性弱视。单眼性斜视就是一只眼睛出现持久性眼位偏斜，是形成斜视性弱视的主要原因。当一只眼睛出现偏斜后，双眼视线就不平行了，会引起异常的相互作用，形成视物重影（把一个物体看成两个）（详见第 3 章：什么会出现重影）或视混淆（把两个不同的物体看成一个）等不适症状。为了克服这些不适感，斜视眼所形成的异常视觉信息就会被大脑视觉中枢抑制，从而导致斜视眼的最佳矫正视力下降，形成弱视（详见本章：什么是弱视）。

- 屈光不正：也就是我们眼睛的屈光状态，主要包括近视、远视和散光（图 7-7）。屈光不正会引起视力下降，如果配戴眼镜后的矫正视力正常，就不能称为弱视。但是以下两种情况，容易引起弱视。①远视度数≥+5.00DS 和（或）散光度数≥2.00DC；②双眼的屈光度数存在较大差异，双眼远视度数相差≥1.50DS，或散光度数相差≥1.00DC，称为屈光参差，其中屈光度数较高的眼睛更容易形成弱视，以上这两种情况戴眼镜治疗 3～6 个月后，矫正视力仍不能达到正常的患者可诊断为弱视。

- 屈光间质混浊：外界物像通过屈光间质的折射，投射到视网膜上才能形成清晰的视觉。人眼的屈光间质包括角膜、房水、晶状体和玻璃体。屈光间质的良好透光性，对于儿童的视觉发育至关重要。引起屈光间质混浊的疾病，使光照不能充分进入眼内，视网膜黄斑部不能接收到正常的光线刺激，就叫作形觉剥夺，是形成弱视的重要原因。引起屈光间质混浊的疾病有很多，主要包括角膜混浊、虹膜炎、葡萄膜炎、白内障、

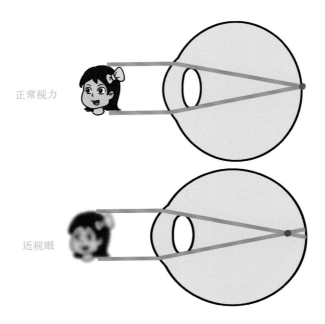

正常视力

近视眼

图 7-7 上图. 正常视力的孩子,外界光线通过眼球正好聚焦在
视网膜上,能够形成清晰视觉;下图. 近视眼的孩子,焦点落在
视网膜前,成像模糊

晶状体脱位、玻璃体混浊,其中对于儿童来说,最为重要的是
角膜混浊和先天性白内障(图 7-8)。例如,先天性白内障患
者,往往存在重度弱视,同时合并斜视、中心固视能力丧失或
眼球震颤等其他情况,后期视功能恢复的难度较大,因此,要
做到早发现,早进行手术治疗,尤其是单眼先天性白内障患
儿,手术时机需要更早一些。

  • 眼底疾病:眼底也就是我们眼球最深的部位,包括视网

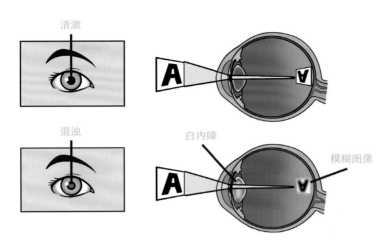

图 7-8 上图为透明的晶状体，视网膜成像清晰；下图为白内障，遮挡部分进入眼内的光线，视网膜成像模糊

膜疾病和黄斑疾病。儿童常见的引起视力下降的视网膜疾病有早产儿视网膜病变、视网膜母细胞瘤、Coats 病、家族性渗出性玻璃体视网膜病变、视网膜色素变性、视网膜脱离等。儿童常见的黄斑疾病有黄斑部视网膜前膜、黄斑裂孔、黄斑囊样水肿等。以上多种疾病均可引起视力不同程度的下降，但多是眼部的器质性病变。

• 视路疾病：视路是指视觉信息经眼睛向大脑传递的通路。视路疾病主要包括视神经疾病、视交叉及视交叉以上视路病变。儿童常见的视神经疾病有视神经炎、视盘水肿、视神经萎缩、先天性视神经发育异常等。视交叉与视交叉以上视路病变主要是因为临近组织的肿瘤、血管病变或脱髓鞘性疾病所导致的视力损害。对于视路疾病引起的视力下降，重在治疗原发疾病，针对病因进行治疗，以达到提高视力的目的。

27 弱视会遗传吗

新手妈妈小丽从小双眼视力就不好，看远看近都看不清，一直配戴眼镜，医生诊断为"弱视"。在她上初中之前，摘下眼镜站立时，眼睛都无法看清自己的鞋子。经过了很长一段时间的治疗，在她高中时视力恢复了正常，终于摘掉了眼镜。所以她非常担心自己的弱视会不会遗传给孩子（图 7-9）。这也是很多弱视患者及家长非常关心的问题。通过了解弱视的概念及形成的原因，我们知道，弱视是因为出生后眼睛在发育的过程中经历了异常的视觉经验，才导致视觉信息无法正常通过视路在视觉中枢形成清晰的视力。因此，弱视是一种结果，是不会遗传的，但是导致弱视发生的危险因素（斜视、高度屈光不

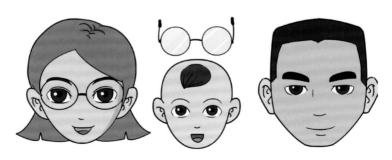

图 7-9 妈妈有弱视，会不会遗传给宝宝呢

正、先天性白内障、先天性上睑下垂等）可能会遗传。

斜视在我国的患病率为 3%，是眼科的常见疾病。根据发病原因的不同、斜视度及眼球运动有无异常，可以分为共同性斜视和非共同性斜视两类。共同性斜视出现眼球的偏斜，但眼球运动正常；非共同性斜视常常存在眼外肌异常或支配眼球的神经异常（详见第 2 章）。其中较常见的共同性斜视包括调节性内斜视、非调节性内斜视、间歇性外斜视、恒定性外斜视等。

早在古希腊时期，人们发现斜视有家族聚集患病的情况，就认识到斜视可能存在遗传性。为了确定这一点，中外学者对此进行了很多研究。研究结果表明，斜视的确会表现出家族聚集性，但在不同的家庭中遗传的特点又不尽相同，存在遗传异质性。这可能是遗传因素及一些其他非遗传因素（屈光不正、围产期异常等）共同作用造成的结果。相较于共同性斜视，有些非共同性斜视会表现出更强的家族遗传性，可能与眼睛及脑神经发育至关重要的基因发生突变有很大关系。总的来说，斜视的发生具有遗传性，但是遗传模式复杂，还需要更加深入长远的研究。

随着社会经济的迅猛发展、电子产品的普及、学习压力大等原因，我国青少年近视率逐年攀增，并且呈现出低龄化趋势（图 7-10）。相较于中低度近视，-6.00DS（近视 600 度）以上的高度近视对眼睛的影响更大，除了会引起视力逐渐下降外，还可能会并发弱视、青光眼、白内障、玻璃体混浊、视网膜脱

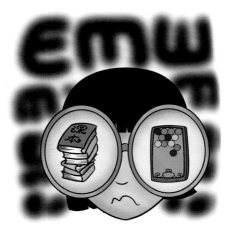

图 7-10 现代社会，学龄儿童的近视发病率逐年攀升

离等眼科疾病。目前认为近视是遗传和环境等多个因素共同作用的结果，父母双方均有近视的儿童较父母一方近视的儿童近视发生率高，父母一方近视的儿童比父母都不近视的儿童近视发生率高。国内外研究表明，高度近视是一种多基因遗传病，且在不同种族、不同群体中遗传的特点也不一样，具有遗传异质性。

先天性白内障是可能会遗传的危险因素。它在我国的发生率约为 0.5%，由于本来透明的晶状体变得混浊而遮挡视线，引起视力发育异常，会导致视力低下形成弱视，甚至致盲。引起先天性白内障的原因有很多，如孕期母亲受到病毒感染、营养不良、服用药物等因素及遗传因素。其中与遗传相关的因素约占1/3，多数是因为基因突变造成的，遗传方式包括常染色体显性遗传、常染色体隐性遗传和 X 连锁隐性遗传。

　　先天性上睑下垂和先天性白内障一样，也是由于遮挡视线，使视网膜黄斑部不能接受正常的光刺激，对眼睛产生了形觉剥夺，从而影响了视觉的发育而引起弱视，在我国的发生率约为 0.15%。在诸多引起先天性上睑下垂的原因中，遗传是非常重要的因素。遗传性上睑下垂可能是单眼或双眼发病，并且常合并其他眼部异常（如斜视、小睑裂、屈光不正等）。

　　综上所述，引起弱视的危险因素可能存在遗传性，但在不同的人群中遗传特点不同。可以通过专业的基因检测精确判断其遗传性。

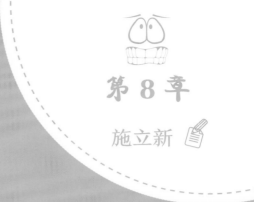

第 8 章

施立新

弱视到底该如何有效治疗

28 治标先治本，消除弱视的病因很重要

小萌 4 岁了，有一天，妈妈拿到小萌在幼儿园带回的体检报告，上面提示小萌有弱视可能，建议去医院就诊。小萌妈妈着急地带着小萌到医院就诊，做了一些检查，医生告诉他们小萌双眼弱视，要尽快治疗。小萌妈妈十分疑惑：弱视是怎样形成的呢？医生告诉他们导致弱视发生的原因有很多，包括斜视、屈光不正、屈光参差、先天性白内障、先天性上睑下垂、角膜白斑等。此外，妊娠期使用了某些药物或患风疹、早产儿、低体重新生儿、缺氧史、发育迟缓等也可能会导致弱视的发生。

妈妈不解地问："那小萌的弱视是哪种原因引起的呢？"医生看了看小萌的验光报告，告诉他们小萌的弱视是由于双眼屈光不正、屈光参差导致的。一些小患者因为存在中高度远视、近视或散光的状态，视网膜上的物像始终是模糊不清的，大脑中枢长期接收到模糊图像，缺乏清晰图像的刺激，久而久之便形成了弱视（详见第 7 章中"什么是弱视"）。同时，小萌的双眼屈光度数相差比较大，就是所谓的"屈光参差"，会在双眼视网膜上形成清晰度明显不相同的两个图像，大脑无法把这两个差异太大的图像融合成一个，这时大脑就会主动接受比较清晰的图像，而抑制不清晰的图像。久而久之，屈光度比较高的那只眼睛就会变成弱视眼。"屈光参差"的判定标准是双眼球镜之差≥1.50D，柱镜（散光）之差≥1.0D，这在第 7 章中也有提到。

　　妈妈点了点头，继续问道："一直以为斜视只影响外观呢，怎么还会导致弱视呢？"医生笑着说：确实有些类型的斜视不会引起弱视，比如间歇性外斜视，有时候表现出斜视，有时候不斜视 [详见第 4 章：什么是外斜视（外漂的眼球）]。但是，斜视确实也是弱视发病最常见的病因之一，主要多见于单眼斜视的小患者。由于单眼斜视的小患者一只眼睛长期斜视，双眼的视线不能同时指向一个目标，对于不斜视的眼睛，外界物体落在黄斑中心区域，成像清晰，而对于斜视的眼睛，这个物体成像就不对应在黄斑区域，而是落在周边视网膜上，导致成像模糊，这样两眼视网膜上不同的位置形成了清晰度不同的物像。两个不同的图像信号被传送到大脑中，在大脑里开始打架（产生竞争关系），最后注视眼也就是经常处于正位的眼睛，逐渐占据优势，非注视眼也就是斜视眼败下阵来，给大脑发送的图像信号逐渐被忽略，久而久之斜视眼就会出现弱视了（图 7–2）。

　　妈妈有些担心，问医生："小萌的弱视会不会存在别的原因呢？"医生宽慰她说："根据目前的检查情况来看，小萌不存在先天性白内障、先天性上睑下垂等情况。"小萌妈妈很好奇这些因素又是怎样导致弱视发生的呢？医生告诉他们先天性白内障患儿由于晶体的混浊，阻挡了光线进入瞳孔，视网膜不能形成图像或者不能形成清晰的图像。因为缺乏清晰图像的刺激，眼部发育受到影响，就导致了弱视。此外，先天性上睑下垂的患儿由于视线被下垂的上眼睑所遮挡，外界光线也不能顺利到达视网膜的黄斑部，无法形成清晰的图像，也会导致弱视的形成（详见第 7 章：视力差就一定是弱视吗？图 7-6）。

小萌妈妈终于明白弱视是由于斜视、屈光不正、屈光参差、先天性白内障、先天性上睑下垂等多种原因导致的。医生告诉他们想要治疗弱视首先要治疗原发病，消除导致弱视的病因，如矫正患者的斜视眼位、矫正患者的屈光不正状态、给先天性白内障患儿做白内障超声乳化加人工晶体植入术，矫正患者上睑下垂等。根据小萌的情况，建议首先要戴镜治疗。

29 戴眼镜是治疗弱视的重要手段

对于 4 岁的小萌就要戴眼镜的事情妈妈觉得不能接受。她问医生可不可以不戴眼镜。医生告诉她弱视的病因有很多，治疗措施也有很多，其中戴眼镜就是重要的治疗手段之一。弱视患者中 50%～70% 的患者是由于屈光不正或者屈光参差导致的，小萌就是其中一员。其中最常见的就是中高度的远视，小部分为高度近视，还有一部分为散光。对于这些患者而言，治疗最主要的措施就是通过矫正屈光不正（戴眼镜），令视网膜得到清晰图像的刺激从而促进视觉发育，达到治疗弱视的目的。

当然除了戴眼镜以外，还有一些矫正屈光不正的方法，例如配戴角膜接触镜、角膜屈光手术等。但是对于小萌这样的儿童患者而言，戴眼镜这种方法既有效又安全方便。小萌由于屈光不正、屈光参差，视网膜上得不到清晰的图像。眼镜可以改变外界物体在小萌眼内成像焦点的位置，把物体落在视网膜附近的焦点移至视网膜上，从而帮助小萌的眼睛看清物体，有了清晰物像刺激后，视网膜会进一步发育，以此达到治疗弱视的目的。

小萌妈妈跟小萌开玩笑说："你可真不会长，是因为屈光不正导致的弱视，如果是别的原因导致的弱视就不用戴眼镜了！"医生摇了摇头说："不是这样的喔，由于上睑下垂、斜视、先天性白内障等因素导致的弱视患儿中也有很多伴有屈光不正或者屈光参差的问题，也就是说绝大多数弱视患者都会存在程度不等的屈光问题。对于这部分患者而言，在针对病因治疗的同时，也需要通过配镜来矫正屈光不正，以达到帮助弱视眼视力发育的目的。"与此同时，还有部分斜视患者可以通过戴镜来消除或减轻眼位的偏斜，例如高度远视合并内斜视的患者，给予足矫的远视眼镜来改善或消除内斜视的眼位，为儿童患者双眼单视功能的发育创造可能的机会。

小萌妈妈终于明白了："原来戴眼镜是治疗弱视的重要手段呀，小萌的眼镜得尽快戴起来！"

30　原来遮盖一眼也能治疗弱视呀

小萌的眼镜配好了，同时还给了他们一块遮眼镜的布，告诉他们小萌需要每天遮盖左眼 3h。小萌妈妈不解地问道："戴眼镜是治疗弱视的重要手段，那是因为有了眼镜的帮助视网膜得到了清晰的图像，可是为什么还需要把一只眼睛遮盖起来呢？"医生告诉他们，这种遮盖一只眼睛治疗弱视的方法叫作遮盖疗法。屈光不正性弱视及屈光参差性弱视患者，如果两眼的视力差别不大，一般不需要使用遮盖疗法。如果两眼的视力相差超过两行视标以上，则可以选择遮盖视力较好眼，帮助较差眼视力的发育。这个治疗方法早在 200 多年前就开始用于弱视的治疗了，有效性已经被大量的临床研究和临床实践证实，是治疗弱视安全有效又简便的方法。将小萌视力较好或更有优势的眼睛遮盖起来，促使小萌使用弱视眼，促进了弱视眼视功能的发育。

妈妈又问道："每天需要遮盖 3h 这么久啊？"医生又告诉他们：遮盖疗法分为全天遮盖和部分时间遮盖。全天遮盖每天需要遮眼 10～14h，部分时间遮盖每天至少需要遮眼 2h。我们已经发现部分时间遮盖的效果和全天遮盖的效果相当，所以现在我们一般都只让小患者部分时间遮盖，也就是说现在遮盖的时间要求已经大大下降了。医生会根据患者的双眼视力差别和年龄等因素，选择不同遮盖时间的治疗方案，根据小萌的情况，医生给他制订的时间是每天 3h。

过了一段时间小萌来复诊了，医生发现小萌的视力没有进步，医生询问妈妈孩子的戴镜情况和遮盖情况。妈妈告诉医生，小萌感觉一只眼睛被蒙起来看东西很不舒服，总是偷偷拿掉遮眼布。医生告诉小萌："这可不行哟，我们有些小患者不听医生的话不进行遮盖，可能视力就恢复不好哟！"同时医生也告诉小萌妈妈弱视患儿由于遮盖好眼，带来生活上的不便，导致依从性不好是很常见的现象，家长一定要进行监督。如果小萌总是忍不住偷看，那么还是换成眼贴比较好，它直接贴在眼皮上，遮盖效果比较完全，而且小患者也不容易偷看。这次来复诊，医生还特地检查了小萌眼位，告诉他："眼位很好，继续坚持遮盖。"妈妈不解地问："难道遮盖一只眼会引起斜视吗？"医生告诉她有部分患者在单眼遮盖后会引起眼位的变化，出现斜视，一旦遮盖治疗后发现眼睛斜了就得及时调整治疗方案，所以一定要坚持定期到医院来复诊。

小萌妈妈叹了一口气，问医生小萌什么时候才能不用遮盖呢。医生告诉她要等到小萌双眼视力相仿后，再减少遮盖的时间或去除遮盖，保持双眼视力持续同步发育。

小萌妈妈又想起了小萌幼儿园的同学小可，她也是上次幼儿园体检发现了眼睛有问题，据说是斜视性弱视。小可和小萌一样在进行遮盖治疗，妈妈想知道为什么小可也需要像小萌一样遮盖眼睛呢。医生告诉她对于斜视性弱视患者而言，一直或经常使用优势眼（不斜视的眼睛）进行注视，非优势眼（斜视的眼睛）则可能长期处于偏斜的眼位。斜视眼传入大脑中枢的视觉信号会被抑制，因此斜视眼的黄斑功能也被长期抑制，斜视眼就会形成弱视，或者出现旁中心注视。通过遮盖小可的优势眼，可以帮助小可的斜视眼得到正位注视的机会，此时斜视眼传进大脑中枢的视觉信号将不再被抑制，黄斑部的功能也会得到发育，视力就能逐步发育啦。

31 我们家孩子需要进行弱视训练吗

自从小萌检查发现弱视以后，妈妈就很关注网上各种弱视的治疗方法，最近她在自媒体上就看到了关于弱视训练的内容，自媒体通过短视频告诉妈妈弱视是临床很常见的儿童眼病，主要表现为视力低于同龄儿童发育水平或立体视觉功能障碍等。弱视治疗的重要原则就是早发现早治疗。因为弱视治疗有时间窗，目前认为最佳治疗年龄在 8 岁以内。12 岁以前视觉系统对刺激非常敏感，因此，从出生到 12 岁被称为视觉发育敏感期。过了视觉发育敏感期，也就是 12 岁以后再进行弱视治疗就收效甚微了。弱视训练可以有效帮助小朋友的视力和视功能的发育。妈妈十分心动，想着小萌是不是也要做一做弱视训练。

妈妈又带着小萌来到医院，想知道小萌是不是也需要进行弱视训练。医生告诉他们并不是所有弱视的小朋友都需要进行弱视训练的，有些弱视的小朋友通过戴眼镜就能够取得很好的疗效，但有些小患者除了戴镜治疗以外，还需要做一些弱视训练才能帮助弱视眼的视觉功能恢复。

医生带领他们参观了医院的弱视训练部门，并告诉他们弱视训练的方法有很多，比如红光闪烁训练、光栅训练、后像增视训练、穿珠子训练等，还有一些趣味性较强的训练方法，如网络视觉训练、VR 视功能训练等。弱视训练的主要作用就是可以增加视网膜对光刺激的敏感性，促进黄斑部神经细胞发育，进而提高大脑视神经对图像信号的加工和处理能力。

医院里弱视训练的方法真多呀！医生给小萌和妈妈介绍了传统的弱视训练方法，有红光闪烁训练、光栅训练等，可以有效帮助弱视小朋友视觉功能恢复。可是小萌觉得基于网络的视觉训练和 VR 视功能训练比较有趣，和传统的弱视训练方法相比，那可有趣多了。医生告诉他们通过游戏、绘画、卡通等儿童喜欢的形式对弱视眼进行训练，提高了患儿对训练的兴趣，进而提高了治疗依从性，帮助弱视训练取得更好的疗效。同时，此类训练还可以提高小朋友眼与四肢的协调性，加速了视觉冲动的传导，帮助视觉功能恢复。

看了这么多训练的方法，小萌妈妈着急地询问医生，小萌需要做训练吗？医生告诉他们发现弱视后，首先应该积极地针对病因进行弱视治疗，给小萌戴眼镜就是针对病因的治疗措施。同时，遮盖治疗是弱视治疗的重要手段，而弱视训练在治疗中仅仅起到辅助作用，并不是所有患者都需要进行弱视训练。小萌经过配镜、遮盖等方法治疗，通过规范的随访，医生密切观察了小萌的视功能发育情况，观察了弱视治疗的疗效。像小萌这样通过配镜、遮盖等方法就能取得很好疗效的小患者，可以只做密切随访，不用增加弱视训练。医生还叮嘱小萌妈妈一定要坚持定期到医院来检查，一旦发现疗效不理想，可以辅助相应的弱视训练，帮助视觉功能发育。

小萌妈妈觉得弱视训练很有趣，自己也体验了一些训练项目，她发现这些训练方法都是近距离工作，不免有些担心，会不会引起孩子近视啊？医生笑了笑告诉他们像小萌这样高度远视的孩子，不用担心这个问题。弱视训练一般都是近距离用眼，一定强度的近距离工作会促进眼球"近视化"，对于小萌这样的远视性弱视患者来说是非常合适的，但对于近视性弱视患者，就有可能进一步加重近视发展，近视度数加深，所以这类近视小患者的弱视训练还需要慎重选择。

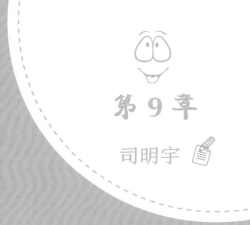

弱视常见误区和疑问

32 孩子弱视，眼镜要持续戴吗

家长们对眼镜的认识大多数是与近视联系起来的，近视了，戴上眼镜马上就清楚了。可是，有的家长会问，弱视是视力发育不良，戴眼镜有用吗？诊断弱视后，也认真验光、配镜了，但是怎么没见"马上就清楚"的效果？有必要戴镜吗？需要一直戴着吗？

其实，弱视的成功治疗与有意义的验光配镜是分不开的，规范验光、坚持戴镜，往往是成功治疗的关键。

从弱视的病因可知，弱视的危险因素有屈光异常、形觉剥夺（如先天性白内障）等。

对于屈光性弱视其直接原因就是屈光异常造成外界视标经过眼睛屈光系统成像在视网膜上的像是模糊的（图9-1），造成大脑视觉系统始终得不到清晰的物像，因而视力不发育，形成弱视。所以，对于此类弱视，首先需要验光配镜，消除屈光异常造成的视网膜成像不清晰，进而帮助视觉发育。

对于形觉剥夺性弱视，屈光矫正也是必不可少的。如先天性白内障术后的无晶状体眼、人工晶体眼进行弱视治疗时均应进行验光配镜。此外，眼睑异常的患儿，如上睑下垂、血管瘤可引起角膜不规则和散光，进行弱视治疗时也应进行屈光矫正。

因此，在各种原因引起的弱视治疗中，屈光矫正的作用非常重要，通过配眼镜这一光学手段，使视网膜上原来不清晰的物像变为清晰，同时，结合遮盖、综合治疗仪应用等规范方法

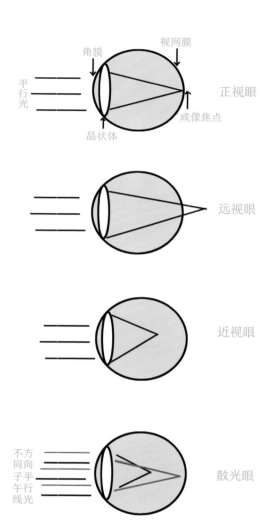

图 9-1 屈光不正示图：正视眼视网膜得到清晰的像；屈光不正眼（远视眼、近视眼、散光眼）视网膜得不到清晰的焦点，视网膜上的成像是模糊的

使发育不良的视力逐步提升，弱视得到治愈。

家长们一定要认识屈光矫正的重要性，规范验光配镜，坚持配戴，以获得最佳的治疗效果。如果不做恰当的屈光矫正，而仅给予遮盖和视觉刺激等治疗，那么没有清晰的视网膜成像刺激，是不能获得理想的治疗效果的。

33 戴眼镜会不会引起眼球变形

戴眼镜有可能会造成眼睛变形？好多家长都有这样的顾虑。许多小孩到眼科看眼的时候，医生跟孩子家长说孩子已经发生近视了，需要戴眼镜，这时，孩子家长就会很排斥，说不愿意给小孩戴眼镜，认为戴眼镜时间久了就会造成眼球变形、眼睛的度数加深，其实这种顾虑是不必要的，戴眼镜是不会引起眼球变形的。

戴眼镜时间长了，看起来眼睛像“变形”，如“眼球突出”，并不是戴眼镜造成的，而大多数是屈光不正的度数逐渐增加所致。如随着近视度数的加深，眼轴的长度在逐步增加，正常人的眼轴应该是 24mm，近视度数每增加 300 度，眼轴长度就会增加 1mm，比如说 900 度的近视，眼轴 27mm 左右。这种高度近视患者的眼轴不断增长就表现为眼球向前、向后突出，此“眼球突出”并不是戴眼镜造成的，而是近视加深，眼轴变长造成。而且，得了明显的近视以后，不戴眼镜看远处时会造成视网膜黄斑区得不到清晰的物像，产生离焦现象，反而有可能造成近视度数的增加加速，加重眼球“突出”。

其实，我们感觉到的"眼球变形"是一种光学现象。近视眼镜是一种凹透镜，根据透镜成像原理，凹透镜成像是变小的，从外面看过来的时候，眼睛会显得比较小一些（图9-2）；远视眼镜是凸透镜，从外面看眼睛会显得大一些。

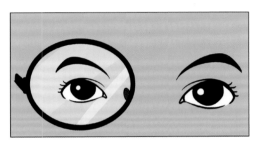

图 9-2　透过近视眼镜（凹透镜）看眼睛变小

此外，镜框和镜片构成是有一定重量的，压迫在鼻根处、耳郭上方的皮肤，如果配戴的眼镜重量大，长期压迫就会引起此位置皮肤组织出现凹陷，整体上看，眼球就像变形一样，而实际上眼球是没有变化的。

34　孩子弱视，医生就让戴眼镜，都不给治疗

幼儿园小朋友小李，4 岁，有一双乌黑的大眼睛，特别可爱，但是，老师观察到其上体育课时没有其他小朋友活泼，体检时发现双眼视力差，家长不放心带她到医院检查。医生安排其做阿托品散瞳验光，检查后发现双眼 800 度近视，矫正后视力仅 0.12，医生只给予配镜，其家长疑惑：其他的孩子都在配

镜的同时给予遮盖、弱视仪训练等治疗，我们孩子只给予配镜，都不给其他治疗？

其实有些类型的弱视最佳治疗方案就是验光配镜，无须另外的遮盖或弱视训练，就可以获得好的治疗效果。

弱视有不同的类型，治疗上有不同的方法。但是，对于各种类型的弱视首先进行有意义的屈光矫正配镜是弱视治疗成功的第一步，也是关键。

其中，对于双眼视觉对称，眼位无偏斜的高度屈光不正性弱视，适宜采用单纯的屈光矫正方法，无须另外增加遮盖、弱视训练等。比如，低龄阶段的高度近视性弱视，患儿正处于眼球发育、眼轴变长以及近视化加深阶段，原有的近视度数有继续增长的趋势，而弱视训练多以近距离视觉刺激为主，这种近距离的视觉刺激反而会加重近视的发展，所以，不适合弱视训练。同样，对于双眼视觉对称，眼位正位（或者戴镜后正位）的高度远视、散光性弱视通过正规的验光配镜，定期复诊，就可以获得满意的弱视治疗效果，而过多的遮盖单眼或交替遮盖有破坏立体视觉的风险。

因此，对于双眼视觉对称、眼位正位的高度屈光不正性弱视，配眼镜就是最佳的治疗方案。

35 孩子不想遮盖，就做训练，可以吗

同学小张，9 岁，因左眼视力差，0.2，到医院检查后诊断左眼弱视，医生给予验光配镜、眼罩遮盖右眼、弱视训练等。

小张戴上眼罩和其他小朋友玩时别人都叫他"独眼龙"，于是，小张生气地跟爸爸说他不愿戴眼罩了，爸爸很焦虑："孩子不戴眼罩，只做训练，可以吗？"

　　儿童进行弱视治疗是否需要遮盖主要与双眼的视力差异有关。如果双眼弱视，并且双眼视力差异小于两行视标，是不需要进行遮盖的。只要双眼有效屈光矫正结合弱视训练就能够达到弱视治疗目的。但是，如果是单眼弱视，或者双眼弱视同时视力不对等，相差大于两行视标，就必须行视力较高眼遮盖，这样，就可以让患儿被迫使用视力较低眼来看东西，使其视网膜功能得到有效的视觉刺激，视力逐渐提高。如果不进行遮盖，只做训练，孩子就一直会用视力较高眼来看东西，以至于视力较低眼始终得不到训练。由此可见，在弱视治疗时，遮盖疗法是非常重要的，此法阻断优势眼对弱视眼抑制，使视力较低的眼得到更多视觉刺激，以此达到双眼视力平衡或正常。

　　许多家长复诊时经常抱怨："我们家孩子每天都遮盖了，但是视力怎么没有提高？"我们有必要提醒家长："在进行遮盖时，有效遮盖是需要重点关注的。"目前国内在遮盖治疗时仍多使用在框架眼镜上套眼罩（图 9-3）的方法，依从性差的患儿常常透过眼罩边缘"偷"看，使得遮盖不能发挥实际作用，造成治疗延误。而应用粘贴眼贴（图 9-4）的方式更有优势，粘在视力高的眼上，孩子不易"偷"看，保证了遮盖效果。

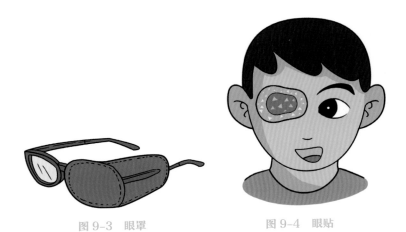

图 9-3　眼罩　　　　　　　图 9-4　眼贴

　　同时，有的家长还会问有没有不影响外观的"遮盖方法"呢？我们的回答是有的，可推荐使用药物压抑疗效。药物压抑为健眼滴用 1% 阿托品滴眼液每周 1～2 次，把健眼的睫状肌麻痹以达到去除调节，健眼看近处视力就差了，被迫用弱视眼看近处，相当于取得了类似遮盖健眼的效果，从而达到弱视眼训练目的。此法更适合于患有轻中度弱视的年龄稍大的学龄期儿童，既不影响外观，也不影响远视力，孩子易接受；也不像眼罩那样可随意摘掉或偷看，执行情况好。

36　弱视也会复发吗

　　同学小张，6 岁时在医院诊断为弱视。当时检查视力：右眼 0.8，左眼 0.1，验光发现右眼 100 度远视，左眼 400 度远视。给予配镜、遮盖右眼等治疗 2 年后，双眼视力逐步达到 1.0，小张爸爸很是开心。但是，停止右眼遮盖半年后复诊，发现左眼视力又降到 0.3 了，爸爸很焦虑：难道弱视治好了也会复发吗？

是的。弱视经过治疗后，视力达到了正常。但是，不进行正规的定期复诊，是很容易复发的，有报道认为弱视复发率为 21.33%[1]。

家长会问什么原因造成弱视复发呢？引起弱视复发的常见原因有以下几种情况：未定期复诊，获得正常视力后认为弱视治好了就过早地自行停止遮盖；医生急于求成，提前去除遮盖；或因斜视矫正术后眼位的小度数过矫，改变了注视性质，而未及时干预等。

那么什么类型的弱视容易复发呢？儿童弱视复发与弱视的分型、程度及注视性质等有关。屈光参差性和斜视性弱视容易复发，其复发率明显高于屈光不正性弱视；弱视程度越重，复发率越高；旁中心注视（不用视网膜黄斑中心凹来注视的）弱视复发率高于中心注视性弱视。尤其在弱视治愈后 1～3 年容易复发。

我们家长如何做才能尽可能地避免弱视复发呢？弱视随诊期至少在弱视治愈后 3 年以上，早期可以 3 月复诊一次。在弱视治愈后继续巩固治疗，在屈光矫正的基础上，行每天 1～2 小时的遮盖、在家用弱视刺激治疗仪等。按时散瞳验光，根据屈光变化定期更换眼镜，脱镜与否需遵医嘱。屈光参差性弱视、斜视性弱视、重度弱视、有旁中心注视病史者均应列为重点随访对象。

弱视治疗是一项长期而艰巨的工作，需要患儿、家长、学校老师及眼科医生的密切配合，在医生指导下逐渐缩短遮盖时长直至去除遮盖或停止训练。在随访过程中一旦发现复发者，应及时给予相应的弱视治疗。

参考文献

[1] 刘家琦，郭静秋. 儿童弱视治疗的前景 [J]. 中华眼科杂志，1980，16（2）：120.